POT ファシリテーター養成マニュアル

Paramedic
Orbital
Training

救急振興財団救急救命東京研修所　教授
南　浩一郎　著

Facilitator Training for POT

ぱーそん書房

■はじめに

　現在までの救急救命士(救命士)の職務は、心肺蘇生法の質の維持と、心肺機能停止傷病者の救命率の向上に重点がおかれていた。そのため、多くの研修機関では心肺機能停止後の特定行為の習得に多くの時間が割かれてきた。包括的除細動を含む特定行為等の業務拡大・高度化も専ら心肺機能停止後の措置に関するもので、現在、心肺機能停止前の医療行為および応急処置を含む救急業務には、空白地帯というべき停滞が生じている。

　本来ならば、心肺機能停止を防ぐための医療行為こそ院外救急業務の本質である。2011年から救急救命士の処置範囲に係る研究による吸入βアドレナリン受容体刺激薬、静脈路確保、ブドウ糖投与の3項目からなる心肺機能停止前における業務拡大の実証研究が開始されたが、これは救命士が病態把握を行うことが、今後の活動の中で極めて重要であるということを示すことになった。

　現在は、循環血液量減少性ショックに対する輸液と低血糖に対するブドウ糖投与を目的とした静脈路確保と血糖測定が認められるようになった。これら心肺機能停止前における特定行為の可否を判断するには、心肺機能停止の判断以上に高度な医学的知識・技術に基づいた初期観察・全身観察が必要となる。これは、心肺機能停止前における特定行為自体より以上に、今後の救急救命士の在り方を方向づける、重要なブレークスルーとなる可能性がある。心肺機能停止を予防するための応急処置・医療行為こそ、今後の救急救命士制度発展の鍵になると考えられる。そのためにも病態把握は是非身につけておきたい技術となろう。

平成27年11月吉日

　　　　　　　　　　　　　　　　　　　　　　　　　　　南　浩一郎

■ 目次 ■

- ＰＯＴとは何か ― 1
- ＰＯＴにおけるファシリテーターとは ― 2
- ＰＯＴの講義の進め方 ― 4
- 会場の設営 ― 5
- 講義資料の準備 ― 6
- ＰＯＴの構成 ― 7
- ＰＯＴでの症例提示の方法 ― 8
- 症例提示のポイント ― 15
- プレゼンテーションのやり方 ― 16
- プレゼンテーションの評価 ― 18
- ディスカッションのやり方 ― 19
- 講義のやり方 ― 20

- 症例 1　乳頭筋断裂による僧帽弁閉鎖不全症 ― 21
- 症例 2　急性心筋梗塞（左冠状動脈） ― 25
- 症例 3　亜急性細菌性心内膜炎による敗血症性ショック ― 29
- 症例 4　急性心筋梗塞（右冠状動脈） ― 33
- 症例 5　急性心筋梗塞（左冠状動脈） ― 37
- 症例 6　僧帽弁閉鎖不全症 ― 41
- 症例 7　大動脈解離・心タンポナーデ ― 45
- 症例 8　髄膜炎 ― 49
- 症例 9　くも膜下出血 ― 53
- 症例 10　脳出血 ― 57
- 症例 11　脳梗塞 ― 61
- 症例 12　脳ヘルニア ― 65
- 症例 13　喘息 ― 69
- 症例 14　慢性閉塞性肺疾患（COPD） ― 73
- 症例 15　気胸 ― 77
- 症例 16　窒息（上気道閉塞） ― 81
- 症例 17　緊張性気胸 ― 85
- 症例 18　肺炎 ― 89
- 症例 19　肺血栓塞栓症 ― 93

■ POT とは何か？

POT(Paramedic Orbital Training) は、限定された種類の疾患で構成されるシナリオを使用した、救命士とファシリテーター (facilitator) との間で行われる双方向性のシミュレーションであり、一般財団法人救急振興財団救急救命東京研修所の南らが中心となり開発された。

疾患ごとに理学的所見に関するテーマが設定されており、**図1**のような一連のフローによって参加者自身に気づきを与え、短時間の講習でテーマの重要性が認識できる構成になっている。

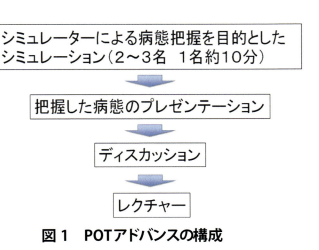

図1　POTアドバンスの構成

POTでは、テーマごとに数症例のシミュレーションが1つのタームを形成する。例えば、テーマを「呼吸音」とし、呼吸音に特徴的な所見を呈する疾患3症例のシミュレーションがつくられている。想定・所見付与を言葉では一切与えず、パソコン (PC) やタブレット型PCにより音声・画像・イラスト・動画で提供する。救命士は初期観察、全身観察によって自ら理学的所見を求め、想定や理学的所見の意味を自ら判断して症例の病態を把握する。

■ POTにおけるファシリテーターとは

　POTにおいてはファシリテーターが重要な役割を果たす。ではファシリテーターとは何か？ 定義には"ミーティング、シンポジウム、ワークショップなどにおいて、中立な立場を保ちながら会議の中に介入し、議論を調整しながら全員の合意形成や相互理解に向けて深い議論がなされるよう調整する役割を果たすもののこと"とある。単に知識や技術を救命士に教えていくインストラクターではない。ファシリテーターは議題や内容そのものの専門家である必要はないが、参加者やプログラムによっては、意見交換を促進するだけでなく、視覚に訴える手法や、身体の動きや移動を使った技法、感情を扱う介入や参加者の立場も兼ねる場合もある。ファシリテーターとは簡単にいうとテレビの討論番組の司会者みたいなものである。司会といっても、その役割は会の進行だけに関与するのではなく、企画・進行までを網羅する、どちらかといえばMC (Master of Ceremony) といえる立場であろう。

　ではPOTにおけるファシリテーターは、どのような役割を果たすか以下に述べてみよう（**表1**）。

表1　Facilitatorとは
①その会全体の運営・管理の責任者
②グループ・プロセスの観察者であること
③グループ・プロセスの援助者であること
④スケジュールを管理する
⑤講義および実習のインストラクター

　❶その会全体の運営・管理の責任者である。まず、ファシリテーターはその会の責任を負う立場にある。通常は企画する人とレクチャーする人は分かれている場合が多いが、POTの場合はその会全体の運営・管理の責任者はファシリテーターになる。ファシリテーターは、いつ、どこで開催するかを企画・立案する役割を担うことになる。Master of Ceremonyであり、プロデューサーである。

　❷参加者の観察者である。ファシリテーターは、POTを行う際には注意深く参加者を観察しなければならない。参加者がどんな人であるのか？　参加者の救命士経験年数は？　参加者の意欲は？　参加者の動機は？　など、さまざまな要素を観察しながら、POTがスムーズに進行するようにしなければならない。例えると、寿司屋のカウンターで気持ちよく食べている状態である。寿司職人は客がどのように食べるのか、速いか遅いか、満足しているかなど、さまざまな様子をカウンター越しに観察しながら、ネタを考えて客に提供する。POTも同じで、質問などは参加者のさまざまな要素を考えながらタイミングよく出さなければならない。

　❸参加者の援助者であること。場合によってはグループの話し合いがうまくいかないことがある。そのときにはファシリテーター自身がそのグループの話し合いに介入して、議論を活発にするように仕向けなければならない。また、その過程で議論に参加できていない人に参加を

施すこともある。しかし、安易に指導してはならないし、誘導もしてはならない。救命士とファシリテーターとの間で行われる双方向性のシミュレーションが基本であり、救命士の議論の中身や回答をそのまま受け入れて、決して否定してはならないことに注意が必要となる。

❹スケジュールを管理する。POTは1症例が約50〜60分程度で終了するように設定している。これはなるべくコンパクトに時間管理をしっかりすることにより、集中力を持続するようにするためである。通常の講演などでは、途中で集中力が低下したりする。それを防ぐためにも、POTでは1症例ごとにグループでの話し合いを多く盛り込む。しかし、あまり長い時間話し合いをもたせると逆に退屈な話し合いになる危険性もある。しっかりと時間管理を行い、できれば放送番組のように最後に結論を導くようにしなければならない。

❺講義および実習のインストラクターである。POTでは最後に理学的所見の取り方や髄膜刺激症状の検査の手技などのように、実際に実技が入ることがある。そのときはファシリテーターがインストラクターの役割も兼ねなければならない。

■ POTの講義の進め方

　POTは双方向性の講義であるので、常に対話が存在する。ファシリテーターが一方的に講義をすることはない。しかし、講義全体で行う基本的な考え方があり、ファシリテーターはそれに沿った講義を行うべきである。

●"アッ"という驚きを体験させる
　例えば、あるモザイク模様があった場合、それを見た人は初めは何かまったくわからないが、しばらくするとある動物が隠されていたことに気がつくような場面を想像するとよくわかる。その中で、これは犬の絵が潜んでいます、さあどこにあるでしょう、という場合と、さあこれには何かが隠されています、なんでしょうか？　という場合を比較してみよう。犬といった場合は、ああここに犬があったのねという感情は湧くかも知れないが、後者の場合は『潜んでいるのはものですか？』とか『植物ですか？』というようなファシリテーターとの会話が成立する。その中で、『ああこれ犬でしょう』という発見があれば、強くその印象を植えつけることに成功する。

●感情に訴える
　一般に強い感情と結びついて記憶されたイベントは後々まで記憶され続ける傾向がある。テストのために頭に詰め込んだ知識などは、いつの間にか消えてなくなることが多いのに、うれしいことや楽しいこと、悲しいことやつらいことなどの記憶は、なかなか忘れないことを多くの人が経験する。これは記憶に感情が強くリンクしているからである。これをエピソード記憶というが、この記憶は体験したことの『思い出』である。エピソード記憶には時間や場所、そのときの感情が含まれる(感情は記憶の質に影響する)といわれる。また、あるエピソードを1回体験しただけで、それを記憶する。特に、POTでは病態把握の後に、ホワイトボードにまとめて、参加者全員の前でプレゼンテーションを行う。これには、緊張感とさまざまな感情が入り込む。こうすることで、救命士にとって、単なるスライドとシミュレーターを用いた模擬傷病者が、鮮明なエピソード記憶となることが期待される。

●自由な環境
　POTを行う場合は、症例について各テーブルでディスカッションを行う時間が長い。また、症例を提示する時間もしっかりとっている。この時間は、参加者が無言でいる必要はない。隣や前の参加者と自由に話し合ってよいことにしている。これにより、講義の間の集中力を高めることが可能だし、驚き体験を共有することもできる。場合によってはモバイルPCやスマートフォンによってGoogleなどの検索ソフトで調べてもよい。さらに、テーブルには菓子などを置くとさらにディスカッションが盛んになる。糖分を口にすると、快感中枢を刺激され、脳内でエンドルフィンが分泌される。エンドルフィンは、人のこころをくつろがせるといわれる。また、糖分は動物実験などで記憶によい影響を与えることがわかっている。

■会場の設営

　会場のレイアウト例を示す(**図2**)。参加者はなるべくファシリテーターと近い距離にあることが望ましく(マイクが必要でないくらい)、双方向の会話が成立するようにする。各テーブルは5〜6人程度で、話し合いが容易になるように設定する。また参加者の配置は極めて重要で、経験数、年齢なども加味し話しやすい環境をつくってあげるべきである(これはファシリテーターの重要な仕事である)。

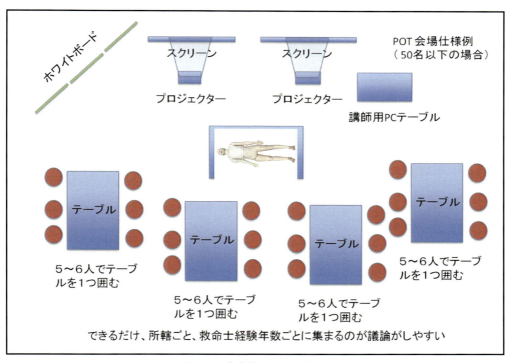

図2　会場レイアウト

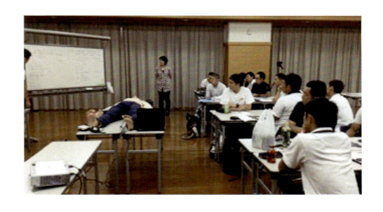

■講義資料の準備

講義の項目は 39 症例準備してある (**表 2**)。これを適宜選択して行う。各講義にはスライドが既に販売されているのでこれを活用する。また、講義が終了した後には、講義の要点をまとめた資料があるので、これを用いた復習などを推奨する。

表 2　講義項目

症例番号	大項目	中項目	小項目
1	心疾患	急性心筋梗塞	乳頭筋断裂による僧帽弁閉鎖不全症
2			急性心筋梗塞（左冠状動脈）
3			亜急性細菌性心内膜炎による敗血症性ショック
4			急性心筋梗塞（右冠状動脈）
5			急性心筋梗塞（左冠状動脈）
6		弁膜症	僧帽弁閉鎖不全症
7		大動脈解離	大動脈解離・心タンポナーデ
8	脳疾患	感染	髄膜炎
9		出血	くも膜下出血
10		脳卒中	脳出血
11			脳梗塞
12		脳ヘルニア	
13	呼吸器疾患	喘息	
14		慢性閉塞性肺疾患（COPD）	
15		気胸	
16		窒息（上気道閉塞）	
17		緊張性気胸	
18		肺炎	
19		肺血栓塞栓症	
20	消化器疾患	消化管出血	出血性ショック
21		腹膜炎	敗血症性ショック
22		急性膵炎	敗血症性ショック
23	代謝性疾患	糖尿病	高血糖 1. 糖尿病性ケトアシドーシス
24			高血糖 2. 非ケトン性高浸透圧性昏睡
25			低血糖発作
26	内分泌疾患	甲状腺	甲状腺機能亢進症（バセドウ病）
27		副腎	副腎皮質機能低下症（急性副腎不全）
28	腎疾患	腎結石	敗血症性ショック
29		腎不全	慢性腎不全、心不全、肺水腫
30			透析患者、肺水腫、腎性高カリウム血症
31		急性腎炎	急性腎不全
32	心電図	頻脈性不整脈	
33		徐脈性不整脈	
34		致死性不整脈	
35	外因	偶発性低体温症	
36		熱中症	
37		アナフィラキシー	
38		神経原性ショック（脊髄損傷）	
39	小児	溺水	

《 各準備に関する問い合わせ先 》

- 講義スライド・シミュレーター：レールダル メディカル ジャパン株式会社
  〒102-0082　東京都千代田区一番町 8 住友不動産一番町ビル 5 階　TEL：03-3222-8080　FAX：03-3222-8081
- 講義資料：株式会社ぱーそん書房
  〒101-0062　東京都千代田区神田駿河台 2-4-4 明治書房ビル 5 階　TEL：03-5283-7009　FAX：03-5283-7010
  ホームページ　http://www.person-shobo.co.jp

■POTの構成

　POTアドバンスは、症例観察、プレゼンテーション＆ディスカッション、レクチャーの3パートから構成される(**図3**参照)。それぞれの時間は症例観察が10分を各3人(計30分)、プレゼンテーション＆ディスカッション(15〜20分)、レクチャー(10〜15分)という構成で行うのが標準である。

　これには、1症例をいかに集中力を切らさずに行うかを考えている。

　人間の集中力は**図4**で示すように、中間になるとどうしても落ちてしまう。慣れを防止するためにもプレゼンテーションとディスカッションが重要な役割を果たす。

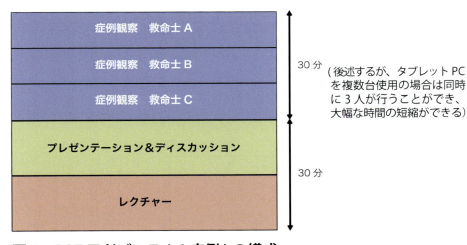

図3　POTアドバンス(1症例)の構成

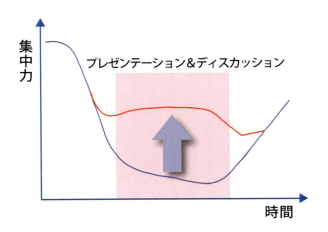

図4　1講義で聴き手が集中している時間帯

■ POTでの症例提示の方法

●決まった方法はない

　実際にどのような流れで、症例を提示するかであるが、特に決まった方法はない。だいたい、1症例につき2～3名の救命士に傷病者の病態を観察してもらい、その後観察した症例をホワイトボードや黒板などにまとめてもらう。

　観察は10分程度で行うが、どんなやり方でもかまわない。なるべく、普段やっているような自由度をもたせた観察を行うようにする。

　症例観察の方法であるが、現在はだいたい2つの方法で行っている。

方法1　救命士2～3名で順番を決めて1人ずつ行う場合

　この方法はPC1台を用いて行う場合である。救命士2～3名で行う場合は、最初に順番を決めて、2番目、3番目の救命士は別室で待機してもらい自分以外の救命士の観察を参考にしないようにする。その理由は、症例を観察すると自分の考えがほかの人の考えに誘導される恐れがあるからである。

　具体的なやりとりを以下の流れ図に示す。

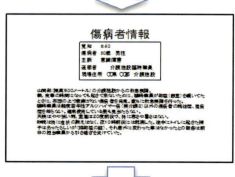

F：では、POTを始めます。ここに傷病者がいます。この傷病者を観察してどのような病態なのかを述べてください。時間は10分程度です。観察の仕方は特に決まっていません。但し、傷病者に関する質問は、スライド記載の情報以外はありませんので、与えられた情報から判断してください。

F：これが、傷病者の情報です。メモを取ってもかまいません。次の順番の救命士の方は、これをお読みになった後、隣の部屋で待機していてください。

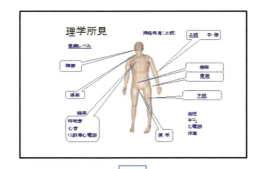

F：では、最初の救命士の方どうぞ。次のスライドから観察したい部分をおっしゃってください。スライドは時間内なら何回でも見ることができます。

救命士：まず、意識レベルをお願いします。

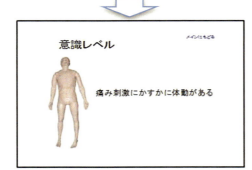

F：このとおりです。

救命士：なるほど。

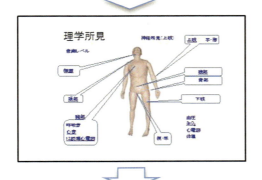

F：次は何を観察しますか？

救命士：まず顔面です。

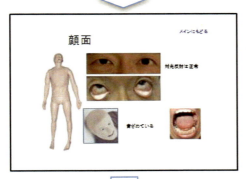

救命士：顔面は蒼白です。対光反射は正常。結膜に黄疸はないですが、白っぽいですね。貧血はあるのではないかと思います。

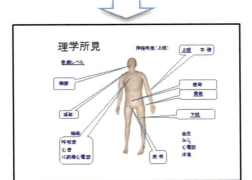

F：次は何ですか？

救命士：バイタルサインをお願いします。心電図、血圧、SpO₂ 全部です。

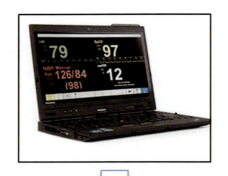

救命士：血圧は126/84。HR79。SpO$_2$ 97ですね。明らかにショックです。

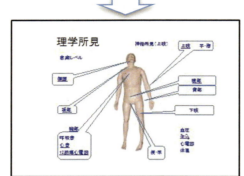

F：次は何ですか？

救命士：ショックを確認していきます。手を見せてください。

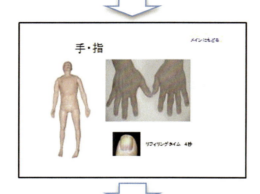

救命士：末梢循環が悪いです。末梢は冷たいし、少し冷感があります。リフィリングタイムも長いですね。

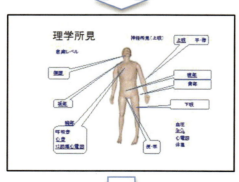

F：次は何をみますか？

救命士：循環血液量を確認したいですね。外頸静脈を見せてください。頸部をお願いします。

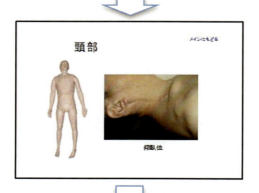

救命士：仰臥位で外頸静脈はまだ見えますね。はっきりしないので、体位を変えてみます。下肢を上げてみてください。

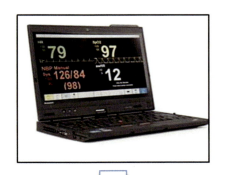

救命士：血圧は126/84。HR79。なるほど。これは、循環血液量減少性ショックです。

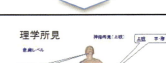

F：次は何ですか？

救命士：呼吸音、心音を確認したいですね。

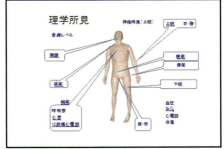

救命士：正常です。

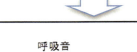

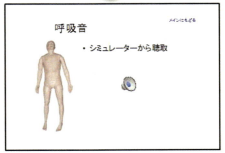

救命士：正常です。心原性ショックは否定的です。

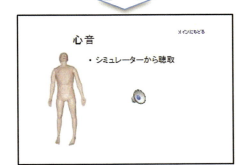

F：次は何ですか？

救命士：原因を考察したいので全身を見てみたいです。腹部、胸部、背部、下肢など、順々に観察します。

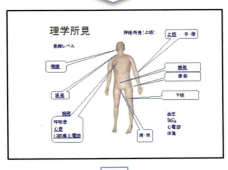

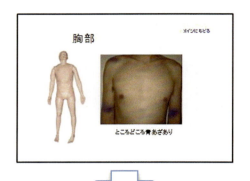

救命士：胸部には外見上異常はないようです。

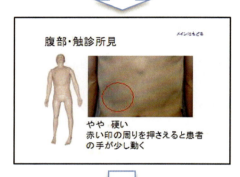

救命士：腹部は硬くて、少し痛みがあるような感じです。

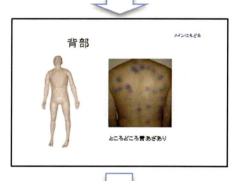

救命士：至るところに青あざがあります。打撲？

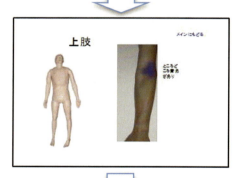

救命士：背部、上肢、下肢など至るところに青あざがあります。これは出血した後のようです。出血傾向があるかも知れません。

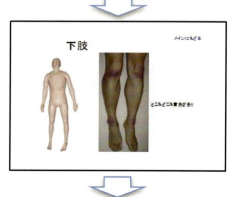

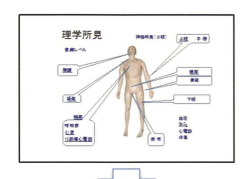

F：ほかに確認することはないですか？

救命士：便と尿を見せてください。

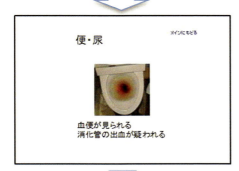

救命士：なるほど、血便らしきものがあります。消化管の内部に出血があるかも知れません。

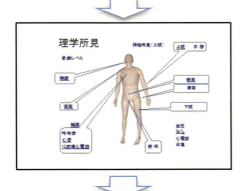

F：ほかはないですか？

救命士：12誘導心電図を見せてください。

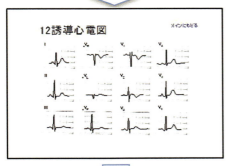

救命士：正常だと思います。

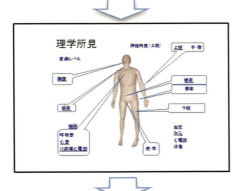

F：ほかはないですか？

救命士：脳内の出血も確認したいですね。瞳孔などは正常でした。神経学的所見が観察できますか？

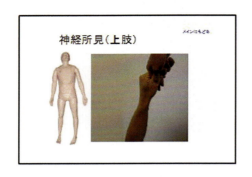

救命士：なるほど、問題はないのではないかと。少なくとも麻痺は否定的です。これで終わります。

F：ありがとうございました。では、後でホワイトボードにまとめて頂き、その後プレゼンテーションして頂きます。隣の部屋に待機している救命士の方と交代です。

　場合によってはモバイル型 PC を使用してもよい。その場合はスライドを使用しないのでより簡便に症例を見ることができる。

　今はスマートフォンやモバイル型 PC から Wi-Fi 回線を使用してプロジェクターに投影することもできる。これを使用するとファシリテーターは室内を自由に移動できる。

方法2　救命士5～6名が各テーブルに分かれ、各グループに PC が1台ずつ用意されている場合

　これは特に症例を観察する人を決めておらず、テーブルごとのグループで1症例を観察する方法である。このときは各テーブルに PC を1台ずつ設置しておかなければならないが、同時に観察ができるために時間が非常に短縮化され、また観察の間も話し合いが行われるというメリットがある。

F：では、POT を始めます。ここに傷病者がいます。この傷病者をグループごとに観察してください。時間は10分程度です。観察の仕方は特に決まったことはありません。但し、傷病者に関する質問は、スライド記載の情報以外はありませんので、与えられた情報から判断してください。

（グループで PC を観察し、シミュレーターを聴診しながら全体で 10 分間話し合う）

F：では、後でホワイトボードにまとめて頂き、その後代表者1名にプレゼンテーションして頂きます。

　以上、2つの大きな方法を提示したが、これは開催するファシリテーターがアレンジしても問題はない。肝心なことは楽しく自由にやってもらうことである。

■症例提示のポイント

1. ゲーム感覚で行う
　症例提示のときは救命士が前に出て行うことになるので、精神的には緊張する場面でもある。この緊張感が症例の理解によい影響を与えることが多いが、逆に思考がうまくまとまらないこともある。ファシリテーターは、POTはあくまでもゲーム感覚で取り組んでもらうようにする。

2. 比較検討する
　数名の救命士が行うことになるが、それを参加者は比較することになる。比較することにより、症例の観察を行わない見学者にとって各個人のやり方や観察の長所・短所を学ぶことができる。

3. 時間をしっかり管理する
　救急現場は時間が勝負である。あまり長い時間をかけることはできない。臨場感を出す意味でも、10分程度であることを告げて、時間の制約下で観察するように配慮する。

4. 感情を伴うように
　感情を伴う場合は、記憶に残りやすい。そのためにも、症例の観察時は臨場感やさまざまな感情(恥ずかしさや優越感・焦りなど)をもたせるようにする。

■プレゼンテーションのやり方

　救命士にとって、症例をいかに簡潔にかつ的確にまとめて報告するかは重要な能力の1つである。POTアドバンスでは、時にこのプレゼンテーションをいかに行うかに重点をおいている。
　POTでは症例の観察が終了すると、ホワイトボードや黒板にまとめてもらう。これを行う際は、なるべく自由に記載させ、その救命士の思考が明らかになるように心がける。
　ファシリテーターと救命士がこのホワイトボードをもとにディスカッションを行う。その場合にはファシリテーターは救命士を指導することなく、また誘導することなく、なるべく救命士の考えを引き出すように議論をもっていく。
　以下に、救命士のホワイトボードの所見（**図5**）と、この症例のディスカッションの過程を示す。

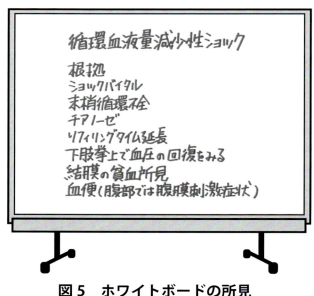

図5　ホワイトボードの所見

F：救命士の方に今回観察した所見をもとに病態についてプレゼンテーションして頂きましょう。

救命士：今回の症例は循環血液量減少性ショックです。根拠はショックバイタルです。末梢循環不全、チアノーゼ、リフィリングタイム延長、下肢挙上で血圧の回復をみる、結膜の貧血所見、血便(腹部では腹膜刺激症状)、以上です。

F：なるほどですね。意識障害の原因はショックということですか？

救命士：はい、確かに出血傾向があり脳内の出血など考えてはみましたが、特に神経学的な所見はありませんでした。

F：ショックの鑑別では循環血液量減少性としていますが、心原性ではないのですか？

救命士：まず、呼吸音が正常でした。もし、左心不全があれば俗にいう湿性ラ音が聴取されてもおかしくないです。また、12誘導心電図では肥大や虚血も示されていません。

F：では、輸液はするべきでしょうか。

救命士：すべきかと思います。

F：なぜですか？

救命士：下肢挙上で血圧が上がっていますね。これはかなり輸液に効果があると考えられる所見です。

F：了解しました。ありがとうございました。

■プレゼンテーションの評価

　各自がプレゼンテーションする際には評価を行うべきである。但し、評価を行うのはファシリテーターではなく、聞いている参加者であることが望ましい。よく行われているのが多数決で評価する方法である。誰が一番自分の考えに近かったかという評価には診断の正しさとプレゼンテーションの素晴らしさという二面の評価があるからである。できれば、評価した参加者に『なぜこの救命士の判断やプレゼンテーションが素晴らしかったのか？』などと質問をすることにより、自分の考え方がどのように評価されているのかを知るきっかけをつくるためである。
　ファシリテーターはなるべく観察した2～3名の救命士の所見の差や考え方の違いを整理して、参加者が判断しやすいように議論を深めるようにする。

■ディスカッションのやり方

　ディスカッションでは、**なるべく自由な考え方をしてもらえるようにすることもファシリテーターの大きな仕事**になる。そのためにはブレインストーミングの方法に準じるのが有効であろう。
　ブレインストーミングとはブレインストーミング (Brainstorming) あるいはブレインストーミング法 (BS法) といわれ、アレックス・F・オズボーンによって考案された会議の方法である。
　ブレインストーミングの4原則は以下のとおりである。
①判断・結論を出さない (結論厳禁)。
　　自由なアイデア抽出を制限するような判断・結論は慎む。但し可能性を広く抽出するための質問や意見ならば、その場で自由にぶつけ合う。「判断する所見が足りないがどうするのか」と可能性を広げる発言は歓迎である。
②粗野な考えを歓迎する (自由奔放)。
　　誰もが思いつきそうなことでもかまわないし、奇抜な考え方でも否定をしてはいけない。
③量を重視する (質より量)。
　　さまざまな角度から多くのアイデアを出す。一般的な考え方・アイデアはもちろん、一般的でなく新規性のある考え方まであらゆる提案を歓迎する。
④アイデアを結合し発展させる (結合改善)。
　　別々の考え方をくっつけたり一部を変化させたりすることで、新たな考え方を生み出していく。他人の意見に便乗することが推奨される。

　また、プレゼンテーションが同じ内容になることもある。そのときは各プレゼンテーションの長所を議論する。このときは、各症例のプレゼンテーションのよい点を述べさせて、決して否定的なことは述べないようにする (個別に問題点を問われた場合は、講義後に参考程度に伝えることが望ましい)。

■講義のやり方

● POTは講義後の復習が大切

　POTアドバンスではプレゼンテーション、ディスカッションに重点をおき、なるべく自分たちで症例を掘り下げることを重視しているが、しかし、症例の疾患の知識を忘れている救命士もいる。そのために講義を行うが、あまり詳細な講義を行う必要はない。簡潔にまとめておけばよいと考えられる。そのときに大切なのは、**POTは講義の後に復習して自分の知識にすることが大切である旨をしっかり伝えないといけない**。そのために講義資料(ぱーそん書房から販売)が準備されているので、時間がつくりにくい救命士にもなるべく、講義後の自己学習をするよう指導することがポイントである。

● POTは症例を答えることよりも思考の在り方が大切

　POTは、症例を正しく答えることよりもその思考の在り方が問題となる。一応、症例の答えは提示するが、それを押しつけてはいけない。ほとんどの症例が実際の症例をもとにつくられているので、正解であることは事実であるが、ディスカッションに出てきたものを否定しているわけではないことに気を配る。症例の難易度がやさしい場合は、どの救命士も正しい答えを出す場合がある。そのときはプレゼンテーションのやり方でも述べたように、"よりよい救命士報告を行うためにはどうすべきか"のような講義になってもかまわない。

●『POTでは名探偵はいらない』

　難易度の高い症例では、その症例の答えが分かれる場合もあるだろう。そのときは講義でその答えについての簡単な説明をする程度(『実際はこういう診断でした』程度でかまわない)にとどめて、正解を押しつけることのないようにするべきである。ミステリー小説では真犯人を見つけた場合、探偵がカクカク、シカジカで犯人はこの人になりましたと最後に種明かしを行うが、POTでは必ずしもする必要はない。さまざまな仮説を出し合うことが重要である。『POTでは名探偵はいらない』と思ってほしい。

●未解決なほど、エピソード記憶になる

　正解がいくつも出てくる場合は、参加者が正解に対して疑問を呈することがある。その場合は、後に自分で検討してもらうようにする。さまざまな意見が後から出てきて、数日経ってからでもみんなで再度議論することは印象に残すためにもよいことである。3億円事件などの未解決事件ほど、より多くの仮説が出るし、多くの本が出版される。『未解決なほど、エピソード記憶になる』と心得よ。

症例 01

Facilitator Training for POT (FTP)

難易度 C

■傷病者情報

覚　知	午後12時40分
傷病者	65歳　男性
主　訴	胸痛・呼吸困難
通報者	介護施設臨時職員
現　場	○○県○○郡　公共施設

田舎の介護施設からの救急要請。
昼食後に胸を痛がっている傷病者が発見され、直ちに救急要請を行った。
傷病者の既往歴、現病歴は特になし。
天候はやや強い風、曇り。室温は20℃前後で、特に寒さや暑さはない。

Q：本症例の疾患は何？

傷病者の外見・身体所見

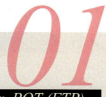
少し青ざめている

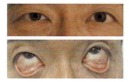
仰臥位
起坐位では外頸静脈は見えなくなる

押さえても硬い部位や痛がるところはなし

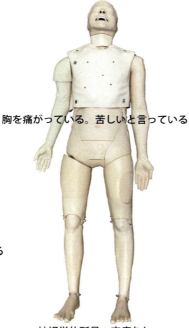
胸を痛がっている。苦しいと言っている
神経学的所見：麻痺なし

[体位による変動]

	血圧	心拍数	SpO2
仰臥位	80/40	120	96
下肢挙上	60/30	130	96
起坐位	100/60	110	96

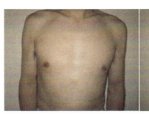
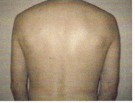

心　音：収縮期雑音が聴かれる
呼吸音：24回/分
　　　　左右下肺野に吸気時・低調性・断続性ラ音
　　　　特に背部が強い

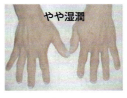
やや湿潤

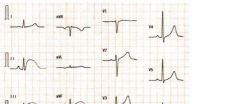

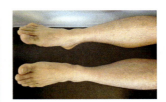

リフィリングタイム：5秒
体温：36.8℃

12誘導心電図

鑑別のポイント

昼食後に胸を痛がっている傷病者が発見され、直ちに救急要請を行った。

	血圧	心拍数	SpO2
仰臥位	80/40	120	96
下肢挙上	60/30	130	96
起坐位	100/60	110	96

下肢挙上(容量負荷増加)で血圧低下
起坐位(容量負荷軽減)で血圧上昇

有意な所見はなし

貧血(−)
黄疸(−)

胸を痛がっている。苦しいと言っている

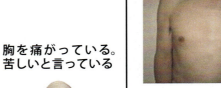

心　音：収縮期雑音→僧帽弁の異常？
呼吸音：24回/分
　　　　左右下肺野に吸気時・低調性・断続性
　　　　ラ音。特に背部が強い→肺水腫(心不全)

蒼白・口唇チアノーゼ

痛みを訴える→意識レベル　JCS 1桁

仰臥位でこの程度なら正常と考える

仰臥位

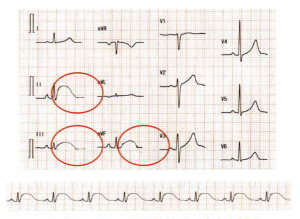

有意な所見はなし

12誘導心電図→右冠状動脈の虚血を疑う

尿：所見なし

腎機能に問題はなさそう

神経学的所見：麻痺なし

正　常

下肢に浮腫はない→慢性な所見はなし

やや湿潤→冷汗

リフィリングタイム：5秒
体温：36.8℃

ショック

講義の進め方

[ホワイトボード 救命士A]
心原性ショック
　原因　心筋梗塞（Ⅱ Ⅲ aVf）
　胸痛．湿性ラ音
　血圧↓　ショックバイタル

[ホワイトボード 救命士B]
心原性ショック
何かの心疾患の増悪？
弁の異常→心音｝の異常
　　　　　呼吸音
ショックバイタル

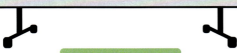

救命士A

F：では症例を説明してください。

救命士A：本症例は心原性ショックです。観察される所見は、ショックバイタル、両肺に吸気時に断続性・低調性のラ音を聴取、12誘導心電図で心筋梗塞ですね。

F：心原性ショックは何が原因ですか？

救命士A：現場到着時は胸痛があります。それに心電図から考えると心筋梗塞です。

F：心原性ショックと結論したのは？

救命士A：両肺野からは湿性ラ音が聴かれます。

F：つまり左心不全ということなんですね？

救命士A：そうです。

F：心筋梗塞はどこの部位かわかりますか？

救命士A：Ⅱ、Ⅲ、aVfでSTが上昇しているので、下壁梗塞です。

F：つまり左心不全ということなんですね？　右冠状動脈ならどちらかというと、AVブロックなどのHRが減少したり、AVブロックが起こることが多いような気がしますけどね。

救命士A：確かにそうですね。心電図にはAVブロックなどはないですね。

F：右心梗塞と左心不全と関連が？？ですね。

救命士A：何か関連がありそうな気がしますが、所見ではこれ以上はわかりませんでした。

F：では、ちょっと考えていてください。

救命士B

F：では症例を説明してください。

救命士B：本症例は心筋梗塞ですが、多分この方は心臓にもともと異常があって急性に増悪したんだと思います。

F：なるほど。心臓にもともと病気があるのはどうしてわかるのですか？

救命士B：心雑音があります。多分、収縮期雑音です。

F：なるほど。何弁の異常ですか？

救命士B：収縮期雑音なので僧帽弁の閉鎖不全だと思います。

F：急に弁の異常が起こったのですか？

救命士B：多分そうだと思います。

F：急性の弁の異常とは心膜炎が起こったということですか？

救命士B：しかし体温が上がっていないですね。

F：急な弁の異常が起こることってあるんでしょうか。

救命士B：あるかも知れません。心筋梗塞とか関係があるのかな…。

F：ネットでもいいので調べてみてください。

救命士B：心筋梗塞の合併症ってことですかね…。

F：皆さんで意見を出してみてはどうでしょう。

診断

- 急性心筋梗塞後の心原性ショック
- 心疾患
- 乳頭筋断裂による僧帽弁閉鎖不全症

考察

本症例でみられる所見は、
- ショックバイタル
- 両肺に吸気時に断続性・低調性のラ音を聴取
- 12誘導心電図で下壁梗塞を疑わせる所見
- 起坐位による血圧上昇、下肢挙上による血圧低下
- 心音で収縮期雑音

である。

現場到着時は胸痛があることにより、虚血性心疾患を"まず"疑い、それにショックバイタル、胸痛、心電図より心筋梗塞と判断する。両肺野からは吸気時に断続性・低調性のラ音を聴取する。これらの容量負荷を軽減させると(起坐位で)改善するが、逆に下肢を挙上させるとショック状態が増悪する。これらの所見は左心不全の所見である。また、下肢には浮腫の所見はみられず、心不全は急性であったことが疑われる。

それと、救命士の多くは"心筋梗塞による心不全"と答えるであろう。ここで、考えなければならないのは右冠状動脈虚血の場合は主に右心室が虚血になることが多く、左心不全の症状はあまり考えにくい。どちらかというと、AVブロックなどのHRが減少したり、徐脈が起こることが考えられる。

ここで、"あれ少し矛盾があるな"と気がつくことが大切である。

さらに、所見としては心音から収縮期雑音が聴かれる。これはなんらかの弁の異常を疑う所見である。特に収縮期雑音が聴かれるとなると僧帽弁閉鎖不全などが考えられる。これにより僧帽弁閉鎖不全症の急性増悪と考える救命士もいるであろう。ここで下肢の浮腫をみると浮腫は見当たらない。つまり、慢性の心不全が前提となっていないのではないかと考えられる。そこで"心筋梗塞→弁不全という病態はあるのか？"という疑問が浮かんでくる。

次に問題となるのは、知識として右冠状動脈の合併症を知っているかどうかである。"乳頭筋断裂"を知っていたかどうかが本症例を解き明かせるかどうかのキーポイントになる。乳頭筋断裂は心筋梗塞発症数日後に生じることが多く、右冠状動脈梗塞の下壁梗塞に生じることが多い。大抵は発症すると重篤な僧帽弁閉鎖不全を伴い、心不全の原因となる[1)2)]。治療は冠動脈バイパス術(CABG)を行う場合は、同時に僧帽弁置換術を行うこともある。国内の報告によれば心筋梗塞領域20例中14例が下側壁の梗塞であり、2例が側壁の梗塞であった。また、乳頭筋の断裂部位別の検討では、後乳頭筋の断裂が20例中16例と有意に多かった。また冠動脈も1枝病変が半分以上を占めていた[3)]。

断裂部位が体部の場合は11%にしか心雑音が聴取されないが、頭部の場合は70%もの症例に聴取されるとの報告もあることから、聴こえることが多いと予想される。

予後は発症すると多くの場合は重症になる。乳頭筋体部の断裂の場合約80%が発症当日に死亡し、全例が5日以内に死亡という報告もある。しかし、乳頭筋頭部の断裂の場合は30%が発症当日に死亡したものの最長で7ヵ月の生存者もいる[3)]。

指導のポイント

① 虚血性心疾患を検索できるか？
② 12誘導心電図から右冠状動脈の虚血であることがわかるか？
③ 心不全であることがわかるか？
④ 急性心不全なのか慢性心不全なのかを鑑別できるか？

の4点である。

症例の難易度はかなり高いので、症例の病態を正確に導き出せる救命士は少ないと思われる。ここでファシリテーターの役割としては、まずしっかり所見を取らせることである。所見を取らせた後に、じっくりと考えさせる。その結果をみて、いろいろな矛盾を救命士自身で見つけるように仕向けることである。

心筋梗塞という診断は多くの救命士で可能であろう。そこで、右冠状動脈の虚血であると導き出せない救命士には、心筋梗塞の虚血部位とその症状の特徴の知識が曖昧なことを認識させる。

また心不全であることがわかれば、この症例に輸液が必要であるかを問い、心原性ショックである根拠を述べさせる。特に体位管理によるバイタル変動を指摘できない救命士にはしっかり心不全とは何かを理解させる。胸部の呼吸音の聴診所見を見落としていた場合は、それも併せて呼吸音の重要性を指摘する。

心音に関してはなんとなくおかしい程度の救命士も多いであろう。I音、II音の鑑別などが難しいが、取り組む必要性も悟らせていく。

下肢の所見から急性心不全なのか慢性心不全なのかを鑑別できなかった場合は、急性に起こる心不全とは何かなどを考えさせる。

"乳頭筋断裂"は知らなくてもかまわないが、所見を矛盾なく説明するような思考を行うことの重要性を救命士に悟らせる。

最後に救命士には難しい症例であることを伝える。しかし、しっかり考察すれば矛盾なく説明できる旨を話すことが重要である。POTは症例の答えを求めるのではなく、"思考過程を求めるものである"ことを印象づけることが目標の1つでもある。この症例をしっかり考察できること、説明できることが、救命士に求められる能力の理想である。

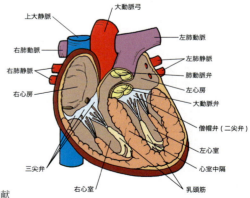

[心臓の解剖]

参考文献
1) Vlodaver Z, Edwards JE: Rupture of ventricular septum or papillary muscle complicating myocardial infarction?Circulation 55:815-822,1977.
2) Nishimura RA, Schaff HV, Shub C, et al:Papillary muscle rupture complicating acute myocardial infarction: analysis of 17 patients?The American Journal of Cardiology 51:373-377, 1983.
3) 坂本宣弘, 速水朋彦, 濱本貴子, ほか：急性心筋梗塞後の乳頭筋断裂による急性僧帽弁閉鎖不全症に対する手術経験. 徳島赤十字病院医学雑誌 9(1):178-182, 2004.

症例 02

Facilitator Training for POT (FTP)

難易度 C

■傷病者情報

覚 知	午後1時00分
傷病者	45歳 男性
主 訴	胸痛・呼吸困難
通報者	介護施設臨時職員
現 場	○○県○○郡 公共施設

田舎の介護施設からの救急要請。
昼食後に胸を痛がっている傷病者が発見され、直ちに救急要請を行った。
傷病者の既往歴、現病歴は特になし。
天候はやや強い風、曇り。室温は20℃前後で、特に寒さや暑さはない。

Q：本症例の疾患は何？

傷病者の外見・身体所見

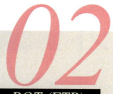
対光反射：正常

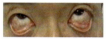
全体に少し青ざめている

仰臥位

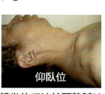
起坐位では外頸静脈は見えなくなる

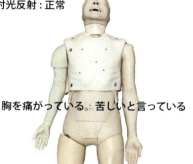
胸を痛がっている。苦しいと言っている

心 音：正常
呼吸音：24回/分 正常

[体位による変動]

	血圧	心拍数	SpO2
仰臥位	100/60	120	98
下肢挙上	110/60	130	98
起坐位	100/60	110	98

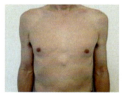
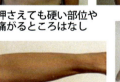
腹部：押さえても硬い部位や痛がるところはなし

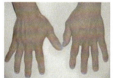

リフィリングタイム：2秒
体温：36.8℃

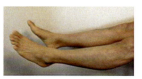
神経学的所見：麻痺なし

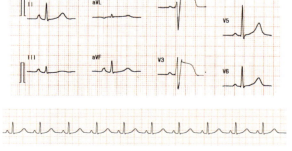
12誘導心電図

鑑別のポイント

昼食後に胸を痛がっている傷病者が発見され、直ちに救急要請を行った。

	血圧	心拍数	SpO2
仰臥位	100/60	120	98
下肢挙上	110/60	130	98
起坐位	100/60	110	98

ショックまでは至っていない

対光反射：正常
貧血（−）
黄疸（−）

心音：正常
呼吸音：24回/分　正常

全体に少し青ざめている→チアノーゼ

胸を痛がっている。苦しいと言っている

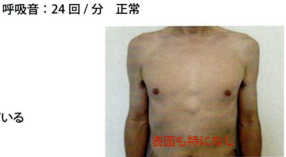
表面も特になし
腹部：押さえても硬い部位や痛がるところはなし

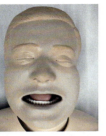
起坐位では外頸静脈は見えなくなる→正常

表面も特になし

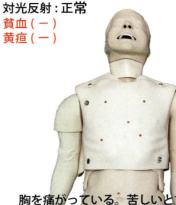

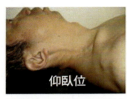
リフィリングタイム：2秒
→正常範囲
体温：36.8℃

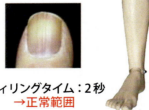
湿潤

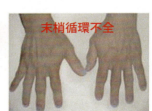
末梢循環不全

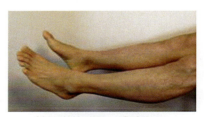
神経学的所見：麻痺なし

ST上昇

12誘導心電図

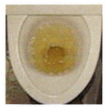
尿：所見なし

講義の進め方

【救命士A のボード】
心筋梗塞
胸痛
12誘導心電図 胸部誘導でST上昇

【救命士B のボード】
プレショック（心筋梗塞による）
胸痛
12誘導心電図胸部誘導でST上昇
血圧は今は維持できているが、循環はよくない。いつショックになってもおかしくない。

救命士A

F：では症例を説明してください。

救命士A：本症例は心筋梗塞です。観察される所見は12誘導心電図でST上昇がみられます。

F：ほかはありませんか？

救命士A：現場到着時は胸痛があります。

F：この傷病者の重症度は？

救命士A：バイタルも維持できているのでショックまでは至っていないと思います。

F：つまり心不全までには至っていない？

救命士A：そうです。

F：心筋梗塞はどこの部位かわかりますか？

救命士A：胸部誘導（V_2、V_3、V_4）でSTが上昇しているので、前壁梗塞です。

F：冠状動脈ではどちらでしょうか？

救命士A：どちらでしょうか。はっきりしません。

F：では、重症度は高くない心筋梗塞ですね。緊急度は？

救命士A：緊急度は高いと思います。

救命士B

F：では症例を説明してください。

救命士B：本症例は心筋梗塞です。

F：なるほど。その根拠はなんですか？

救命士B：胸痛発作と心電図所見です。

F：なるほど。心電図はどこが異常でしょうか？

救命士B：胸部誘導のV_2、V_3、V_4でSTの上昇がみられます。

F：冠状動脈ではどちらでしょうか？

救命士B：左冠状動脈だと思います。それも結構メインの部分ではないでしょうか。

F：緊急度は？

救命士B：高いですね。まず、チアノーゼが出ているし、手足も循環が悪い。
今は、ショックにまでは至っていないけれど、プレショックという感じだと思います。

F：では、緊急度、重症度とも高いと。

救命士B：そうですね。何かあるとすぐに不整脈や心不全に陥りやすい状態と考えます。

F：搬送時の注意は？

救命士B：致死性の不整脈です。除細動をスタンバイしておきます。

F：了解しました。

診断

- 急性心筋梗塞（左冠状動脈）
- プレショック

考察

本症例でみられる所見は、
- 胸痛
- ショックバイタル
- 12誘導心電図の胸部誘導（V_2〜V_4）で広範なST上昇
- チアノーゼ（顔面）
- 末梢循環不全（手）

である。

現場到着時は胸痛があることより、まず虚血性心疾患を疑うであろう。Ⅱ誘導ではSTが上昇していないので、12誘導心電図を行わないと所見ははっきりしない。ここで、12誘導心電図を行うかどうかで、診断が確定するかどうかが決まる。現在、救命士が12誘導心電図を使用する機会が多くなってきている。12誘導心電図は車内で記録できるから、今後は典型的な虚血などは判断できなければいけない。

今回の症例では、完全にショック状態とは言い難い。チアノーゼ（顔面）、末梢循環不全（青ざめている手）が所見としてあるので、血圧は維持できているし、肺野の所見は正常であるが、十分な循環が保たれている状態ではないと考えられる。つまり、心筋梗塞後の心原性ショックに移行している状態と考えられる。救命士にとっては、確かに診断自体も重要であるが、傷病者の重症度、緊急度がどうなのかを判断することは活動上重要である。今後、この傷病者に起こることが予想されるのは、**致死性の不整脈、心原性ショック**である。これをいかに予防して、搬送するかが重要な使命である。活動としては除細動パッドの装着やショックバイタルへの変動などに十分気をつけなければいけない。

ここで、基礎的な解剖学として心臓を支配している血管の走行がイメージできるが大切である。救命士は経験では心筋梗塞といえるが、実際心臓のどこが虚血になっているのかをイメージできないことがある。解剖学などの基礎的な学習を行うことも救急活動の正確さを向上させる手段である。

指導のポイント

① 胸痛から虚血性心疾患を検索できるか？
② 12誘導心電図から左冠状動脈の虚血であることがわかるか？
③ プレショック状態であることが把握でき、報告できるか？
の3点である。

1. 症例の難易度は高くはなく、大多数の救命士は、症例の診断を正確に導き出せると思われる。ファシリテーターの役割としては、**まずしっかり所見を取らせる**ことである。場合によっては12誘導心電図のみから心筋梗塞と診断する救命士もいると思うが、診断を行ったら、その後、その重症度・緊急度まで検索するような姿勢が大切であることに気づいてもらうことである。

2. 数名の救命士が同じような報告をする可能性も高い。ファシリテーターは類似した報告から、多数決などの手法を用いてどの報告がよかったのか、またその報告の何がよかったのかなどを引き出し、このような症例ではどういう観察や状態の報告がベターなのかを検討させる。救命士にとって今後プレゼンテーションは必要な技術の1つであることを認識させる。

3. 心不全ではないが、まさにそこに至る経過中であることがわかれば、この症例に輸液が必要であるか問い、どうすればいいかなどを考えさせる。特に体位管理によるバイタル変動を指摘できない救命士にはしっかり心不全とは何かを理解させる。胸部の呼吸音の聴診所見を見落としていた場合は、それも併せて呼吸音の観察の重要性を指摘する。

4. 最後に心臓の支配血管の図を参考にしながら、心臓の支配血管の走行と心電図所見が結びつけられるように、日頃から基礎的な解剖などを学習する重要性を印象づけることである。

[心臓の血行の支配領域]

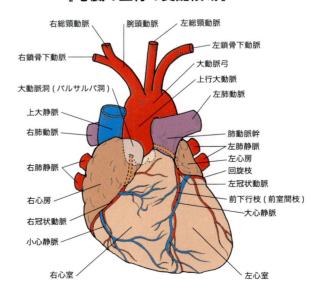

症例 03
Facilitator Training for POT (FTP)

難易度 **C**

■傷病者情報

覚　知	午前9時40分
傷病者	43歳　男性
主　訴	意識障害・呼吸困難
通報者	簡易宿泊所職員
現　場	東京都○○区

日雇い労働者向け簡易宿泊所からの救急要請。契約最後の日になっても起きてこないために、簡易宿泊所の管理人が部屋(個室)を覗いたときに、布団の上で苦しそうにしている傷病者を発見。直ちに救急要請を行った。生まれたときから心臓が悪かったとのことである。2週間前に奥歯2本を抜歯した以外は特にない。最近急にやせてきたとも言っていたようだ。
天候はやや強い風、曇り。室温は20℃前後で、特に寒さや暑さはない。昨晩は特に症状の訴えはなく、夜12時前後には就寝した。数日前から体調不良を訴えていて、階段の昇降がきついと言っていたらしい(隣の部屋の人からの情報)。
昨晩は変わったことはなかったと通報者の同僚から聞いていた。

Q：本症例の疾患は何？

傷病者の外見・身体所見

対光反射：正常

2週間前に奥歯2本を抜歯→痛みあり

全体に青ざめている

起坐位では外頸静脈は見えなくなる

仰臥位

便・尿：不明

呼びかけ・痛み刺激に反応はあるが何を言っているのか不明

硬くはない。押さえても痛がらない

神経学的所見：麻痺なし

心　音：収縮期雑音
呼吸音：24回/分　吸気時・低調性・断続性ラ音

[体位による変動]

	血圧	心拍数	SpO₂
仰臥位	80/40	120	96
下肢挙上	60/30	130	95
起坐位	100/60	110	96

リフィリングタイム：3秒
体温：38.0℃

腕全体に写真のような皮疹がみられる

末梢は温感があり、血管拡張

足底に手と同じような紅斑あり

12誘導心電図

鑑別のポイント

生まれたときから心臓が悪かった。2週間前に奥歯2本を抜歯した以外は特にないが、最近急にやせてきた。
数日前から体調不良を訴えていて、階段の昇降がきついと言っていたらしい。

	血圧	心拍数	SpO2
仰臥位	80/40	120	96
下肢挙上	60/30	130	95
起坐位	100/60	110	96

左心不全の特徴

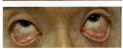

対光反射：正常
脳神経学的には問題なし
貧血（ー）
黄疸（ー）

心　音：収縮期雑音（僧帽弁の異常）
呼吸音：24回/分　吸気時・低調性・断続性ラ音（左心不全）

呼びかけ・痛み刺激に反応はあるが何を言っているのか不明

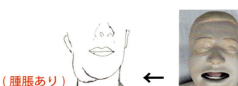

（腫脹あり）

2週間前に奥歯2本を抜歯（病巣感染）

全体に青ざめている

硬くはない。押さえても痛がらない

リフィリングタイム：3秒
末梢循環不全
体温：38.0℃

便・尿：不明

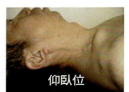

仰臥位

起坐位では外頸静脈は見えなくなる→右心不全はない

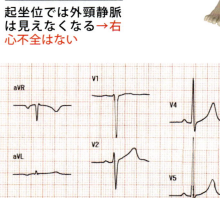

神経学的所見：麻痺なし

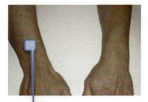

腕全体に写真のような皮疹がみられる
紅斑性皮下結節（オスラー結節）

末梢は温感があり、血管拡張
・点状の出血斑
・手掌または足底の圧痛のない出血斑（ジェーンウェー病変）

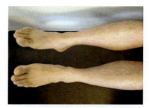

足底に手と同じような紅斑あり

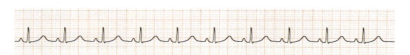

12誘導心電図→左心肥大を疑わせる心電図

講義の進め方

ホワイトボード（救命士A）:
心原性ショック
観察される所見
呼吸音に低調性・断続性ラ音
起坐位→循環が改善
心雑音
発熱

ホワイトボード（救命士B）:
心内膜炎
歯科治療後に起こった
感染症状
心不全
心電図異常
チアノーゼ
起坐位にすると循環改善
→心原性ショック

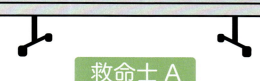　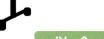

救命士A

F：では症例を説明してください。

救命士A：本症例は心原性ショックです。観察される所見は呼吸音に低調性・断続性ラ音が聴かれます。また、起坐位にすると循環が改善します。

F：ほかはありませんか？

救命士A：心雑音が聴かれます。収縮期雑音です。

F：この傷病者の重症度は？

救命士A：ショックなので重症度は高いと判断します。

F：原因は何かわかりますか？

救命士A：発熱があるので、何か感染はあるかも知れませんが、はっきりとしたことはわかりません。

F：敗血症性ショックでは？

救命士A：確かに末梢は温かいですね。そうかも知れません。

F：緊急度は？

救命士A：緊急度は高いと思います。

救命士B

F：では症例を説明してください。

救命士B：本症例は心内膜炎です。

F：なるほど。その根拠はなんですか？

救命士B：歯科治療後に起こった感染症状と心不全からそのように考えました。

F：なるほど。心電図はどこが異常でしょうか？

救命士B：胸部誘導で少し波形自体が大きいかなと思います。心臓が大きくなっているのだと思います。

F：バイタルはどうですか？

救命士B：チアノーゼが出ているし、ショックバイタルです。しかし、起坐位にすると循環が改善しているので、心原性ショックを疑います。

F：末梢は温かだったり、熱感がありますね。

救命士B：そうですね。なので、敗血症性のショックにもなっているのかなとも思えます。

F：では、緊急度、重症度とも高いと。

救命士B：高いです。何かあるとすぐに不整脈や心不全に陥りやすい状態と考えます。

F：了解しました。

診断

亜急性細菌性心内膜炎による敗血症性ショック
　大項目：心疾患
　中項目：心原性ショック・敗血症性ショック
　小項目：亜急性細菌性心内膜炎 (SBE)

考察

今回の傷病者にみられる所見は、
・ショックバイタル、意識レベルが2桁
・心雑音 (収縮期)、左室負荷、体位 (起坐位) による循環改善→心原性ショック
・収縮期雑音・断続性低張性ラ音
・発熱を伴う感染症状
・末梢は温感があり、血管拡張→敗血症性ショック状態もある
・末梢の点状出血 (特徴的な皮膚所見)
である。

　病態としては、心原性ショックが前面に出ていることがわかる。その原因として弁膜異常を心音から判断できるであろう。

　この原因は亜急性細菌性心内膜炎 (subacute bacterial endocarditis ; SBE) であり、抜歯などを契機に細菌が血液中に入り込み、心内膜に感染を起こすものである。抜歯の既往、感染症状、心不全などで想定できる。通常は潜行性に発症し、緩徐に (数週間～数ヵ月かけて) 進行する。感染源や侵入門戸は明らかでないこともある。一般的には連鎖球菌によって起こり、黄色ブドウ球菌、表皮ブドウ球菌も原因となる。歯周病、消化管、または泌尿生殖器の感染による無症状の菌血症を発症後、弁機能に異常を生ずる。初期症状としては微熱 (39℃未満)、寝汗、易疲労性、倦怠感および体重減少、悪寒や関節痛などがあり、弁機能不全の症状と徴候が最初の手がかりとなることがある。初期に発熱や心雑音を呈する患者は少ないが、最終的にはほとんどすべての患者が両方とも発症する (心雑音と熱発、感染で疑う)。身体診察は正常であるか、または蒼白、発熱、既存の心雑音の変化または新たな逆流性雑音の出現、頻拍が認められることがある。

■亜急性細菌性心内膜炎 (SBE) の皮膚症状
　SBE の場合は、皮膚に特異的な皮疹が出ることがある。点状出血 (体幹の上部、結膜、粘膜および四肢末端)、指の先端にみられる有痛性の紅斑性皮下結節 (オスラー結節)、手掌または足底の圧痛のない出血斑 (ジェーンウェー病変)、爪下の線状出血などが知られている。これが診断の補助となることがある。

■亜急性細菌性心内膜炎 (SBE) の中枢神経症状
　一過性脳虚血発作、脳卒中、中毒性脳症、中枢神経系の真菌性動脈瘤が破裂した場合には脳膿瘍やくも膜下出血など、中枢神経系の影響が傷病者にみられることがあるので、中枢神経症状の有無にも気をつける。

指導のポイント

①理学的所見から心不全 (心原性ショック) が読み取れるか？
②発熱などから炎症症状や感染を疑うことができるか？
③心内膜炎を想定できるか？
の3点である。

　この症例は稀な疾患であり、難易度は高い (Cレベル)。しかし、左心不全の徴候 (低張性断続性ラ音) や理学的所見 (体位による血圧変動) などを注意深く観察すれば心原性ショックであることは判断がつく。しかも、敗血症性ショックも同時に起こっている可能性もある。また、その原因が心音から僧帽弁の異常であることまで検索できれば、ほぼこの症例の目的は達している。さらに、感染病巣、抜歯の既往、熱発などから心内膜炎を想像できれば、かなりの実力や知識があると判断できる。ファシリテーターは、原因や診断に重きをおくのではなく、心不全の論理的な見方や理学的所見の取り方などを重視すべきである。

　さらに、虚血性心疾患のように胸痛、心電図の異常で鑑別できるものではなく、深い経験や知識が要求されるので、診断ができたときは、その実施した救命士の知識を評価すべきである。

　参加者から心内膜炎という診断が出てこない場合は、経過、皮膚の所見など心内膜炎の病態をまとめて、記憶に残るような指導が必要である。

　稀に心内膜炎は診断できるが、心原性ショックであることを観察できない救命士がいる。そのときは、救命士にとって診断 (原因) より現在の病態を把握することが肝要であることを理解させる。

　この症例は難易度が高く、観察しなければならないことが多い。一つひとつ時間をかけてみてもらうことがファシリテーターの役割でもある。場合によっては実施する救命士の数を減らして (1人とか)、じっくりディスカッションするのも悪くない。

症例 04

Facilitator Training for POT (FTP)

難易度 A

■傷病者情報

覚　知	午前9時40分
傷病者	55歳　男性
主　訴	意識障害・胸部苦悶感・呼吸困難
通報者	介護施設職員
現　場	○○県○○郡　介護施設

田舎の介護施設からの救急要請。朝食の時間になっても起きてこないために、臨時職員が部屋(個室)を覗いたときに、布団の上で胸を苦しそうにうずくまっている傷病者を発見。直ちに救急要請を行った。
臨時職員は傷病者の既往歴、現病歴を知らない。
天候はやや強い風、曇り。室温は20℃前後で、特に寒さや暑さはない。昨晩は特に症状の訴えはなく、夜12時前後には就寝した。数日前から体調不良を訴えていたらしい(隣の部屋の人からの情報)。昨晩は変わったことはなかったと通報者は同僚から聞いていた。

Q：本症例の疾患は何？

傷病者の外見・身体所見

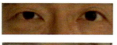
対光反射：正常

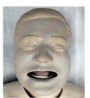
全体的に青ざめている

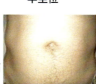
半坐位

硬くはない。押さえても痛がらない

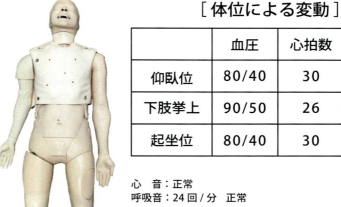
呼びかけ・痛み刺激に反応なし

[体位による変動]

	血圧	心拍数	SpO2
仰臥位	80/40	30	97
下肢挙上	90/50	26	97
起坐位	80/40	30	97

心　音：正常
呼吸音：24回/分　正常

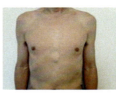
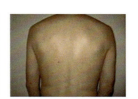
湿潤あり

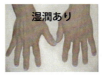
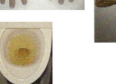
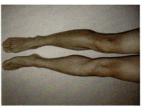

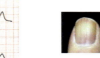
リフィリングタイム：3秒
体温：36.8℃

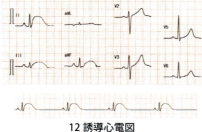
12誘導心電図

鑑別のポイント

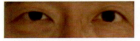

対光反射：正常
貧血（ー）
黄疸（ー）

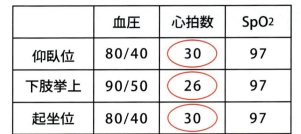

	血圧	心拍数	SpO2
仰臥位	80/40	30	97
下肢挙上	90/50	26	97
起坐位	80/40	30	97

徐脈

心　音：正常
呼吸音：24回/分　正常

全体的に青ざめている
→チアノーゼ

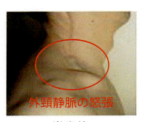

外頸静脈の怒張
半坐位

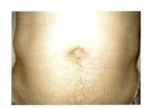

硬くはない。押さえても痛がらない→異常なし

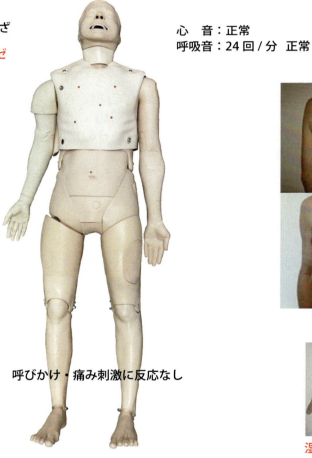

呼びかけ・痛み刺激に反応なし

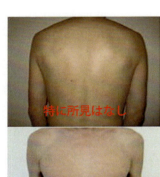

特に所見はなし

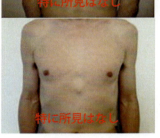

特に所見はなし

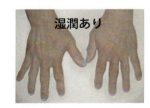

湿潤あり

湿潤：ショックの徴候

リフィリングタイム：3秒
循環不全
体温：36.8℃

尿：所見なし

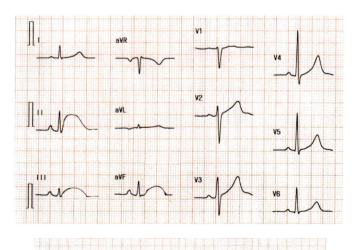

12誘導心電図

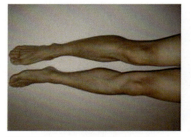

浮腫はなし→慢性的な心不全の徴候はなし

講義の進め方

```
心筋梗塞
観察される所見
12誘導心電図でST上昇
徐脈
```

```
右心不全（心筋梗塞）
胸痛発作
心電図所見（Ⅱ、Ⅲ、aVF）にて
STの上昇
外頸静脈怒張
```

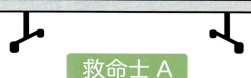

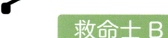

F：では症例を説明してください。

救命士A：本症例は心筋梗塞です。観察される所見は12誘導心電図でST上昇（Ⅱ、Ⅲ、aVF）がみられます。

F：ほかはありませんか？

救命士A：徐脈がみられます。

F：この傷病者の重症度は？

救命士A：ショックまでは至っていないと思います。

F：搬送について注意することはないですか？

救命士A：やはり心筋梗塞なので、致死性の不整脈に気をつけるべきだと思います。

F：心筋梗塞はどこの部位かわかりますか？

救命士A：Ⅱ、Ⅲ、aVF誘導でSTが上昇しているので、下壁梗塞です。

F：冠状動脈ではどちらでしょうか？

救命士A：右の冠状動脈だと思います。

F：では症例を説明してください。

救命士B：本症例は右心不全を起こした心筋梗塞です。

F：なるほど。その根拠はなんですか？

救命士B：胸痛発作と心電図所見です。外頸静脈の怒張もあると思います。

F：なるほど。心電図はどこが異常でしょうか？

救命士B：Ⅱ、Ⅲ、aVFにて広範にSTの上昇がみられます。

F：冠状動脈ではどちらでしょうか？

救命士B：右冠状動脈だと思います。

F：緊急度は？

救命士B：高いです。まず、チアノーゼが出ているし、手足も循環が悪い。今は、ショックにまでは至っていませんが、そういう感じだと思います。

F：緊急度、重症度とも高いのですか。

救命士B：そうですね。何かあるとすぐにVFとか不整脈や心不全に陥りやすい状態と考えます。

F：了解しました。

診断

- 心疾患
- 心原性ショック
- 急性心筋梗塞（右冠状動脈）

考察

本症例にみられる所見は、
- 意識レベルが 300
- ショックバイタル
- 12 誘導心電図（Ⅱ、Ⅲ、aV_F）で ST の上昇
- 高度徐脈
- 両肺野呼吸音は正常
- 頸静脈怒張（右心不全）

である。

現場到着時は意識の確認、呼吸数、脈拍の確認を行い意識レベルが 300 であり、ショックバイタルである。眼球結膜は正常。SpO_2 は低下しており、呼吸数は 24 回と頻呼吸。両肺野は正常音。12 誘導心電図（Ⅱ、Ⅲ、aV_F）からは、右冠状動脈梗塞の所見、高度徐脈がある。以上の所見から、急性に発症した下壁心筋梗塞による心原性ショック（右心不全）である。胸痛（胸部苦悶感）と 12 誘導心電図が診断の決め手になる。

■右心不全の症状

右心不全の場合、うっ血するのは右心に戻ってくる前の臓器である。外頸静脈の怒張や下肢の浮腫などが観察されやすい。

頸静脈怒張
下肢の浮腫（慢性に症状が増悪した場合）
腹水（慢性に症状が増悪した場合）
肝腫大（慢性に症状が増悪した場合）
蛋白漏出性胃腸症

■右心不全の原因

右心不全の場合は心原性、肺間質性、急性呼吸窮迫症候群、肺血管性とおおよそ 4 つに分類される。

心原性
- 左心不全（進行すると両心不全になる）
- 肺動脈弁狭窄
- 右心梗塞（下壁梗塞→右冠状動脈の後下行枝は左心室下壁に分布している）

肺間質性疾患
- 慢性閉塞性肺疾患
- 間質性肺炎

急性呼吸窮迫症候群
- 慢性肺感染症
- 肺拡張症

肺血管性疾患
- 肺塞栓
- 原発性肺高血圧症

指導のポイント

①胸痛から虚血性心疾患を検索できるか？
②12 誘導心電図から右冠状動脈の虚血であることがわかるか？
③プレショック状態であることが把握でき、報告できるか？
の 3 点である。

症例自体は難しくない。症例の診断を正確に導き出せる救命士は大多数と思われる。ファシリテーターの役割としては、心筋梗塞と診断した根拠を整理することにある。場合によっては 12 誘導心電図のみから心筋梗塞と診断する救命士もいると思う。診断を行ったら、その後、その重症度と緊急度まで検索するような姿勢が大切であることに気がついてもらうことである。

数名の救命士が同じような報告をする可能性も高い。ファシリテーターは類似した報告から、多数決などの手法を用いて、どの報告がよかったのか、またその報告の何がよかったのかなどを引き出し、このような症例ではどういう観察や状態の報告がベターなのかを検討させる。

高度徐脈があり、これが意識低下につながる可能性はある。これもよく考えてほしいことの 1 つである。

本症例は右心不全を呈している。右心不全とはどういう症状なのか、また左心不全とは何が異なるのか、などをしっかり導き出すことも重要である。『右心不全の症状を挙げてください？』『右心不全の原因を挙げてください？』などの質問を投げかけて誘導していくことも、場合によっては必要である。

最後に、心臓の支配血管の図を参考にしながら（症例 2 の図）、心臓の支配血管の走行と心電図所見が結びつけられるように日頃から基礎的な解剖などを学習する重要性を印象づける。下表をすぐに記憶はできないので、自宅に帰ってから、また日頃から確認することが重要であることを強調する。

表　心筋梗塞の部位と 12 誘導心電図の関係

梗塞部位	Ⅰ	Ⅱ	Ⅲ	aV_L	aV_F	V_1	V_2	V_3	V_4	V_5	V_6
前壁中隔梗塞	−	−	−	−	−	+	+	+	−	−	−
限局性前壁梗塞	−	−	−	−	−	−	+	+	+	−	−
前側壁梗塞	−	−	−	−	−	−	−	−	−	+	+
高位側壁梗塞	+	−	−	+	−	−	−	−	−	−	−
広範前壁梗塞	+	−	−	+	−	+	+	+	+	+	+
下壁梗塞	−	+	+	−	+	−	−	−	−	−	−
下側壁梗塞	−	+	+	−	+	−	−	−	−	+	+
高位後壁梗塞	−	−	−	−	−	(+)	(+)	−	−	−	−
下後壁梗塞	−	+	+	−	+	(+)	(+)	−	−	−	−

症例 05

Facilitator Training for POT (FTP)

難易度 A

■傷病者情報

覚　知	午前8時40分
傷病者	55歳　男性
主　訴	胸部苦悶感
通報者	介護施設臨時職員
現　場	○○県○○郡　介護施設

田舎の介護施設からの救急要請。朝食の時間になっても起きてこないために、臨時職員が部屋(個室)を覗いたとき、布団の上で胸が苦しそうにもだえている傷病者を発見。直ちに救急要請を行った。
臨時職員は傷病者の既往歴、現病歴を知らない。
天候はやや強い風、曇り。室温は20℃前後で、特に寒さや暑さはない。
昨晩は特に症状の訴えはなく、夜12時前後には就寝した。数日前から体調不良を訴えていたらしい(隣の部屋の人からの情報)。昨晩は変わったことはなかったとの報告を通報者は同僚から聞いていた。

Q：本症例の疾患は何？

傷病者の外見・身体所見

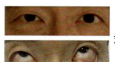
対光反射：正常

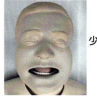
少し青ざめている

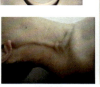
仰臥位

起坐位

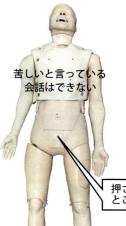
苦しいと言っている
会話はできない
押さえても硬いところはなし
痛み刺激にかすかに体動がある
神経学的所見：正常

[体位による変動]

	血圧	心拍数	SpO2
仰臥位	80/40	120	96
下肢挙上	60/30	130	94
起坐位	100/60	110	97

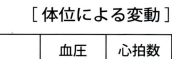
やや湿潤　　やや湿潤

心　音：I、II音とも正常
呼吸音：24回/分
　　　　左右下肺野に吸気時・低調性・断続性ラ音

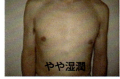
やや湿潤　　やや湿潤

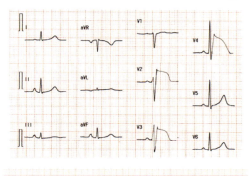
12誘導心電図

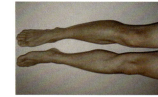
やや湿潤

リフィリングタイム：5秒
体温：36.8℃

鑑別のポイント

主　訴　胸部苦悶感

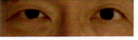
対光反射：正常
貧血（−）
黄疸（−）

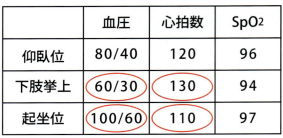

	血圧	心拍数	SpO2
仰臥位	80/40	120	96
下肢挙上	60/30	130	94
起坐位	100/60	110	97

坐位（容量負荷軽減）で血圧低下→左心不全

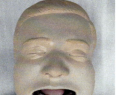
少し青ざめている

心　音：Ⅰ、Ⅱ音とも正常
呼吸音：24回／分
　　　　左右下肺野に吸気時・低調性・
　　　　断続性ラ音→左心不全

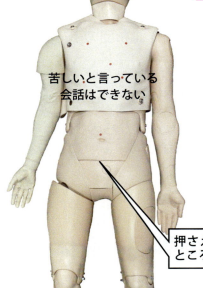
苦しいと言っている
会話はできない

押さえても硬い
ところはなし

痛み刺激にかすかに体動がある
神経学的所見：正常

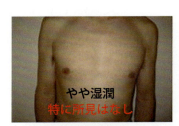
やや湿潤
特に所見はなし

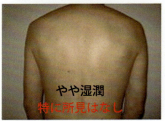
やや湿潤
特に所見はなし

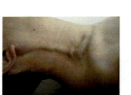
仰臥位

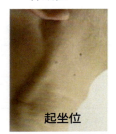
起坐位
外頸静脈は正常

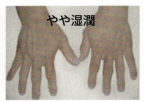
やや湿潤　　　　やや湿潤

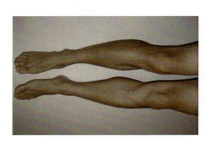
やや湿潤→ショックの所見

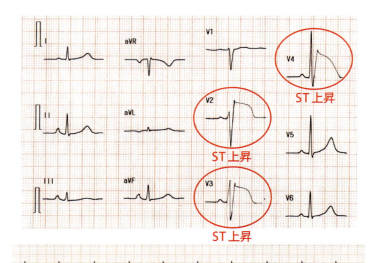

V4 ST上昇
V2 ST上昇
V3 ST上昇

12誘導心電図

リフィリングタイム：5秒
体温：36.8℃

尿：所見なし

講義の進め方

［ホワイトボード 救命士A］
心筋梗塞
観察される所見：
12誘導心電図でST上昇

［ホワイトボード 救命士B］
左心不全（心筋梗塞）
胸痛発作
心電図所見（胸部誘導）にてSTの上昇
起坐位にて循環動態の改善
胸部→湿性ラ音

救命士A

F：では症例を説明してください。

救命士A：本症例は心筋梗塞です。胸痛があり観察される所見は12誘導心電図でST上昇がみられます。

F：ほかはありませんか？

救命士A：湿性ラ音が聴かれます。

F："湿性ラ音"とは具体的に？

救命士A：うまく説明できません。

F：この傷病者はショックではないですか？

救命士A：ショックです。

F：ショックの種類は？

救命士A：やはり心筋梗塞なので心原性ショックです。

F：心筋梗塞はどこの部位かわかりますか？

救命士A：$V_1 \sim V_4$誘導でSTが上昇しているのですが、冠動脈の場所はよくわかりません。

F：冠状動脈ではどちらでしょうか？

救命士A：それもわかりません。

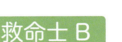

救命士B

F：では症例を説明してください。

救命士B：本症例は心筋梗塞から左心不全を起こして心原性ショックになったと考えられます。

F：なるほど。その根拠はなんですか？

救命士B：胸痛発作と心電図所見です。湿性ラ音が聴取されますし、起坐位にするとかなり血圧も上昇します。

F："湿性ラ音"では？

救命士A：低調性・断続性の吸気時を中心に聴かれるラ音です。

F：なるほど。心電図はどこが異常でしょうか？

救命士B：$V_1 \sim V_4$誘導で広範にSTの上昇がみられます。

F：冠状動脈ではどちらでしょうか？

救命士B：左冠状動脈だと思います。

F：緊急度は？

救命士B：高いです。まず、チアノーゼが出ているし、手足も循環が悪いです。

F：緊急度、重症度とも高いのですか。

救命士B：何かあるとすぐにVFとか不整脈や心不全に陥りやすい状態ともいえますし、心原性ショックでも下肢の浮腫がないところをみると、かなり急性にきたものと考えてよいのではないでしょうか。

F：了解しました。

■ 診断

- 心疾患
- 心原性ショック
- 急性心筋梗塞（左冠状動脈）

■ 考察

本症例にみられる所見は、
- 意識レベルが300
- ショックバイタル
- 両肺に吸気時に断続性・低調性のラ音を聴取
- 12誘導心電図（V_2〜V_4）でSTの上昇
- 起坐位による血圧上昇、下肢挙上による血圧低下

である。

　現場到着時は意識の確認、呼吸数、脈拍の確認を行う。意識レベルが300でショックバイタルである。眼球結膜は正常。SpO_2は低下しており、呼吸数は24回と頻呼吸。また、両肺野からは吸気時に断続性・低調性のラ音を聴取する。これらの容量負荷を軽減させると（起坐位で）改善するが、逆に下肢を挙上させるとショック状態が増悪する。12誘導心電図からは、前壁梗塞の所見がある。以上の所見から、急性に発症した前壁の心筋梗塞による心原性ショック（左心不全）である。12誘導心電図が診断の決め手になる。

■ 左心不全の症状
　左心不全の場合はうっ血するのは左心に戻ってくる前の臓器、つまり肺である。肺のうっ血所見による呼吸（低張性・断続性ラ音）やピンク色の泡沫状の痰などが観察されやすい。

■ 指導のポイント

① 胸痛から虚血性心疾患を検索できるか？
② 12誘導心電図から左冠状動脈の虚血であることがわかるか？
③ ショック状態であることが把握でき、その根拠が報告できるか？
の3点である。

　症例自体の難易度は中程度である。症例の診断を正確に導き出せる救命士は多数と思われる。ファシリテーターの役割としては、心原性ショックと診断した根拠を整理することにある。場合によってはショックとのみ診断する救命士もいると思う。今回の症例はその根拠を検索し、かつ報告できるかである。
　心原性ショック、特に左心不全である根拠は肺にうっ血している点、前負荷を軽減する起坐位にした時点で循環動態が改善する点を根拠として挙げる必要がある。
　報告の時点で湿性ラ音という報告が多いと思うが、実際は『どこに、どんな呼吸音がするのか』を科学的に報告しなければいけない。
　呼吸音を説明するのは慣れていないと難しいが、以下のポイントを見逃さなければある程度の所見を報告できる。
1. 呼気時なのか吸気時なのかまたは両方か
2. 低調性（低い音）なのか、高調性（高い音）なのか
3. 連続性（ヒューヒュー）なのか、断続性（ブツ、ブツ）なのか
4. 肺のどこで聴こえているのか（背中の部分、下肺野なのか、左右のどちらか）？
　　例：呼気時に左右の肺野全体から高調性の連続したラ音が聴取される。喘息発作と考えられる。

以上の点をしっかりと説明する。
　また、重症度、緊急度を議論するのもよいファシリテーションになる。
　最後に虚血の心電図の時間経過図を示しながら、心臓の支配血管の走行と心電図所見が結びつけられるよう（症例4参照）に日頃から基礎的な解剖などを学習する重要性を印象づける。

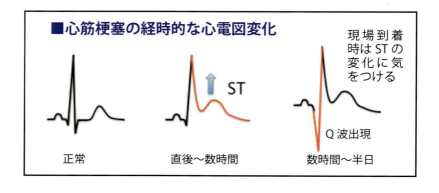

■ 心筋梗塞の経時的な心電図変化

正常 ／ 直後〜数時間（ST↑）／ 数時間〜半日（Q波出現）

現場到着時はSTの変化に気をつける

症例 06

Facilitator Training for POT (FTP)

難易度 **C**

■ 傷病者情報

覚　知	午前4時40分
傷病者	65歳　男性
主　訴	意識障害・胸痛・呼吸困難
通報者	介護施設臨時職員
現　場	○○県○○郡　介護施設

田舎の介護施設からの救急要請。早朝（まだ暗い）、食事の支度の時間になっても起きてこないために、臨時職員が部屋（個室）を覗いたとき、布団の上で意識のない傷病者を発見。直ちに救急要請を行った。
臨時職員は傷病者の既往歴、現病歴を知らない。
天候はやや強い風、曇り。室温は20℃前後で、特に寒さや暑さはない。最近は階段の上り下りが苦しいと言っていたらしいが、昨晩は特に症状の訴えはなく、夜12時前後には就寝した。数日前から体調不良を訴えていたらしい（隣の部屋の人からの情報）。昨晩は変わったことはなかったとの報告は通報者の同僚から聞いていた。

Q：本症例の疾患は何？

傷病者の外見・身体所見

対光反射：正常

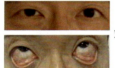
顔面全体は蒼白

痛み刺激にかすかに体動がある

押さえても硬いところはなし

神経学的所見：正常

[体位による変動]

	血圧	心拍数	SpO2
仰臥位	80/40	120	96
下肢挙上	60/30	130	94
起坐位	100/60	110	97

仰臥位

起坐位

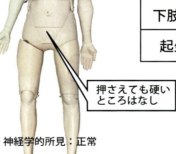

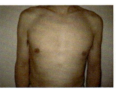
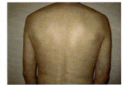

心　音：収縮期雑音
呼吸音：24回/分　左右下肺野に吸気時・低調性・断続性ラ音

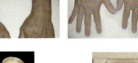
やや湿潤　　やや湿潤

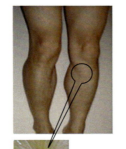

指で押したあと

リフィリングタイム：5秒
体温：36.8℃

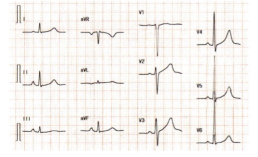
12誘導心電図

鑑別のポイント

| 主　訴 | 意識障害・胸痛・呼吸困難 |

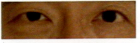
対光反射：正常
貧血（−）
黄疸（−）

	血圧	心拍数	SpO2
仰臥位	80/40	120	96
下肢挙上	60/30	130	94
起坐位	100/60	110	97

心　音：収縮期雑音→弁異常
呼吸音：24回/分　左右下肺野に吸気時・
　　　　低調性・断続性ラ音

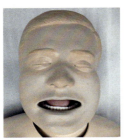
顔面全体は蒼白
チアノーゼ

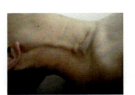
仰臥位

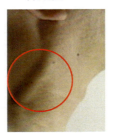
起坐位
外頸静脈の怒張

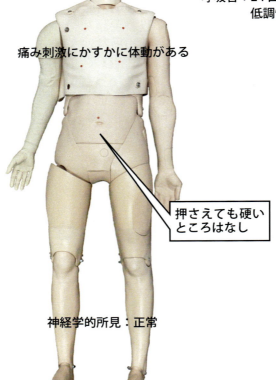
痛み刺激にかすかに体動がある
押さえても硬いところはなし
神経学的所見：正常

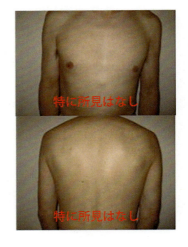
特に所見はなし
特に所見はなし

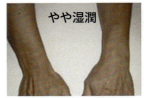
やや湿潤

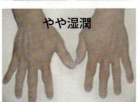
やや湿潤

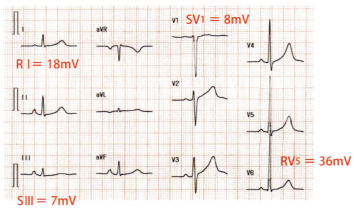

SV1 = 8mV
R I = 18mV
RV5 = 36mV
SIII = 7mV

12誘導心電図→左心肥大

尿：所見なし

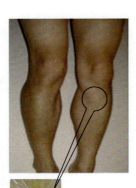
リフィリングタイム：5秒
体温：36.8℃
指で押したあと
下肢に浮腫

講義の進め方

[ホワイトボード1]
心原性ショック

観察される所見：
呼吸音湿性ラ音
浮腫

[ホワイトボード2]
心原性ショック
僧帽弁閉鎖不全
（左・右心不全）

呼吸困難
心電図所見（胸部誘導）にて左心肥大
起坐位にて循環動態の改善
胸部→湿性ラ音
　　　心音（収縮期雑音）

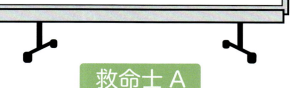
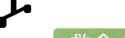

救命士A

F：では症例を説明してください。

救命士A：本症例は心原性ショックです。呼吸困難があり、肺野には湿性ラ音が聴かれます。また、下肢には浮腫があります。

F：ほかはありませんか？

救命士A：心音が正常でないような気がしますが、はっきりとしたことはわかりません。

F：この傷病者は心原性ショックだということですが、その根拠は？

救命士A：血圧が低い、肺水腫があるので。

F：それ以外は？

救命士A：下肢の浮腫でしょうか。

F：了解しました。

救命士B

F：では症例を説明してください。

救命士B：本症例は僧帽弁閉鎖不全症が増悪した心原性のショックです。

F：なるほど。その根拠はなんですか？

救命士B：まず、心原性ショックは血圧がショックバイタルであり、末梢には血流が届いていない所見がみられます。ショックの分類ですが、結膜には貧血もなく、血球成分がなくなっているとは思えません。起坐位になって血圧が改善しているので心不全を呈していると考えられます。それと心肥大が心電図に所見として観察されます。肺野には低調性・断続性ラ音が聴取されます。

F：なるほど。僧帽弁閉鎖不全と考えられたのはどうしてですか？　どこが異常でしょうか？

救命士B：心音が異常です。Ⅰ音とⅡ音の間に雑音が聴こえます。これは収縮期雑音で多分、僧帽弁閉鎖不全が最も疑われると思います。

F：なるほど。では緊急度は？

救命士B：高いです。まず、チアノーゼが出ているし、手足も循環が悪いです。

F：緊急度、重症度とも高いのですか。

救命士B：そうだと思います。

診断

僧帽弁閉鎖不全症による心原性ショック
　大項目：心疾患
　中項目：心原性ショック
　小項目：慢性心不全（急性増悪）、僧帽弁閉鎖不全症

考察

本症例にみられる所見は、
・意識レベルが300
・ショックバイタル
・両肺に吸気時に断続性・低調性のラ音を聴取
・12誘導心電図で左心肥大の所見（V_5でRの増高）
・起坐位による血圧上昇、下肢挙上による血圧低下
・心音で収縮期雑音
である。

現場到着時は意識の確認、呼吸数、脈拍の確認を行い意識レベルが300であり、ショックバイタルである。眼球結膜は正常。SpO_2は低下しており、呼吸数は24回と頻呼吸。また、両肺野からは吸気時に断続性・低調性のラ音を聴取する。これらの容量負荷を軽減させると（起坐位で）改善するが、逆に下肢を挙上させるとショック状態が増悪する。12誘導心電図からは、左心肥大の所見がある。また、下肢には浮腫の所見があり、慢性的な心不全があったことが疑われる。さらに、心音から収縮期雑音が聴かれる。

以上の所見から、慢性心不全の状態がなんらかの原因で増悪した心原性ショックと考えられる。おそらく、慢性心不全の原因は僧帽弁閉鎖不全であろう。

■左心不全の症状
左心不全の場合はFrank-Starlingの曲線では既に正常では静脈還流量が低下しているところに位置しており、坐位にすると左側へ、下肢挙上では右側に移動するというところに位置する（図参照）。

《左心肥大》
胸部X線写真が撮れない場合は、心肥大を理学的所見で検索するのはかなり難しい。しかし、12誘導心電図があれば意外に簡単に検索することができる。

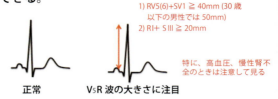

1) RV5(6)+SV1 ≧ 40mm（30歳以下の男性では50mm）
2) RI+ SIII ≧ 20mm

特に、高血圧、慢性腎不全のときは注意して見る

指導のポイント

・理学的所見から心原性ショックを鑑別できるか？である。

症例自体の難易度は高い。しかし、診断を正確に導き出せなくとも、ショックの診断を行うことは救命士には今後は必須と考えられる。ファシリテーターの役割としては、心原性ショックと診断した根拠を整理することにある。場合によってはショックとのみ診断する救命士もいると思う。今回の症例のテーマはショックの根拠を検索し、かつ報告できるかである。症例5でも考察しているが心原性ショック、特に左心不全である根拠は肺にうっ血している点、前負荷を軽減する起坐位にした時点で循環動態が改善する点を根拠として挙げる必要がある。呼吸音に関しては報告の時点で湿性ラ音という報告が多いと思うが、実際は『どこに、どんな呼吸音がするのか』を報告しなければいけない。

次に診断であるが、実際診断まで可能な救命士は稀である。心音はどこで聞けばいいのか？などは基本的な知識であるので、受講者にはしっかり理解してもらう。

正常の心音は主にⅠ音、Ⅱ音からなり、これがどの構成成分からなるのかはしっかりと理解させておく。

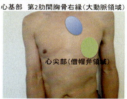

心基部 第2肋間胸骨右縁（大動脈領域）
心尖部（僧帽弁領域）

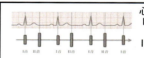

心音：「ドックン」と聴こえる
Ⅰ音：「ドッ」心室収縮初期　僧帽弁閉鎖（Ⅰ音）
Ⅱ音：「クン」心室拡張初期　大動脈閉鎖（Ⅱ音）

心雑音は、複雑なものを聞き分ける必要はないと思われるが、収縮期雑音とはどういうものか、拡張期雑音とはどのようなものかを判別することはそんなに難しいことではない。この症例を機会に理解を深めてもらえるようにレクチャーする。

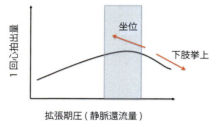

■収縮期雑音
①僧帽弁閉鎖不全症
（逆流性）左心室→左心房
①心室中隔穿孔
（逆流性）左室→右室（左・右シャント）
②大動脈弁狭窄症
（駆出性）左心室→大動脈

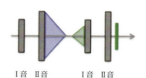

■拡張期雑音
②大動脈弁閉鎖不全症
④（僧帽弁解放音）（逆流性）大動脈→左室
④僧帽弁狭窄症（心室充満性）
左心房→左心室

症例 07

Facilitator Training for POT (FTP)

難易度 B

■傷病者情報

覚　知	午前10時40分
傷病者	70歳　男性
主　訴	意識障害・胸痛・麻痺
通報者	ゴルフ場職員
現　場	○○県○○郡

田舎のゴルフ施設からの救急要請。午前中から接待のゴルフに参加していた。3番ホールを回ったあたりで、突然激しい胸の痛みがあり、近くの売店まで独歩にて移動。その後、意識が段々おかしくなっている。
一緒に参加していた人は傷病者の既往歴、現病歴を詳しくは知らない。もともと、やり手の社長で、大のサウナ好きであった。高血圧だったような話は聞いていた。
天候はやや強い風、曇り。室温は20℃前後で、特に寒くも暑くもない。昨晩は特に症状の訴えはなく、夜10時前後には就寝したと、行きの車で話していた。

Q：本症例の疾患は何？

傷病者の外見・身体所見

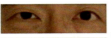
対光反射：正常

[体位による変動]

	血圧	心拍数	SpO2
仰臥位	80/60	120	96
下肢挙上	90/70	110	95
起坐位	70/50	130	97

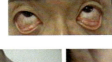
仰臥位　　30分後起坐位

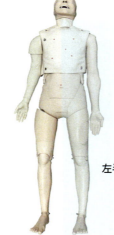

心　音：少し小さい
呼吸音：24回/分　正常

左半身に麻痺・しびれ
体温：36.8℃

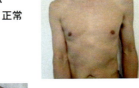

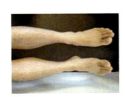

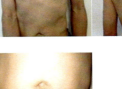
呼びかけ・痛み刺激に反応なし　　腹部：押さえても硬いところはなし

リフィリングタイム：左5秒、右2秒

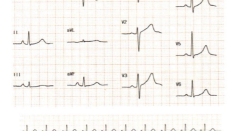
12誘導心電図（30分後）

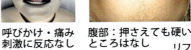

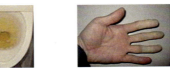
左手　　　　右手

鑑別のポイント

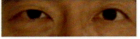
対光反射：正常
貧血（－）
黄疸（－）

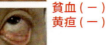

	血圧	心拍数	SpO2
仰臥位	80/60	120	96
下肢挙上	90/70	110	95
起坐位	70/50	130	97

ショックバイタル

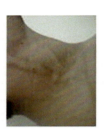
仰臥位

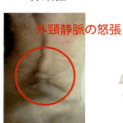
外頸静脈の怒張
30分後起坐位

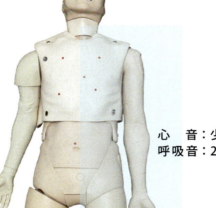
左半身に麻痺・しびれ
体温 36.8℃ → 全身性の感染（－）

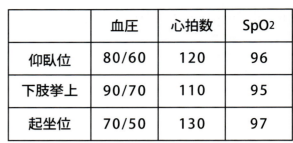
特に所見はなし　　特に所見はなし

心　音：少し小さい
呼吸音：24回/分　正常

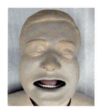
呼びかけ・痛み刺激に反応なし
チアノーゼ

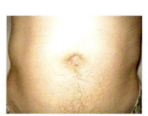
腹部：押さえても硬いところはなし

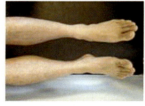
下肢に変色はなし
→血行は保たれている

リフィリングタイム：左5秒、右2秒

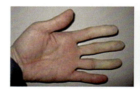 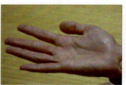
左手→循環が悪い　　右手

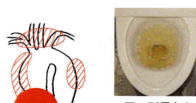
尿：所見なし

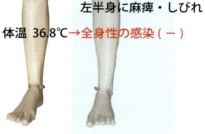

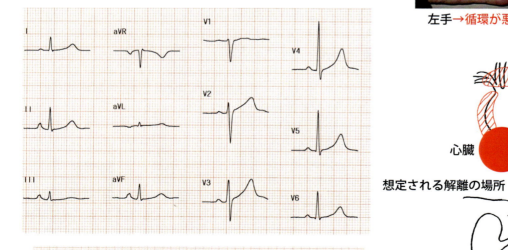
12誘導心電図（30分後）→全般的に低電位

心臓
想定される解離の場所

講義の進め方

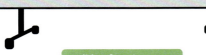

救命士 A

F：では症例を説明してください。

救命士 A：本症例は大動脈解離です。上肢の血流に左右差があります。

F：ほかはありませんか？

救命士 A：現場到着時は胸痛があります。

F：この傷病者の重症度は？

救命士 A：ショックなので緊急度は高いと思います。

F：ショックの分類は？

救命士 A：閉塞性ショックです。

F：解離の部位はどこかわかりますか？

救命士 A：わかりません。

救命士 B

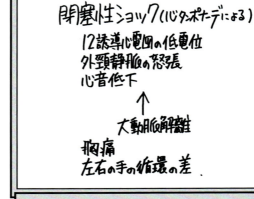

F：では症例を説明してください。

救命士 B：本症例は心タンポナーデによる閉塞性ショックになっている大動脈解離です。

F：なるほど。その根拠はなんですか？

救命士 B：胸痛発作、心電図はほぼ全部の誘導にみられる低電位、心音は小さく感じました。

F：なるほど。心電図はどこが異常でしょうか？

救命士 B：全般的に電位が小さいですね。

F：解離の場所はどこですか？

救命士 B：心膜内に血液が漏れ出していると考えられるので、かなり大動脈基始部に近いと思います。

F：心音は？

救命士 B：正常でした。基始部に近いですが、大動脈弁までは影響がないと思います。

F：心原性ショックではないですか？

救命士 B：もしかすると心臓自体にも虚血性の変化が起こっているかも知れませんが、今は閉塞性ショックの症状が前面に出ていると思います。

F：出血性ショックの可能性はどうですか？

救命士 B：解離が進行するとその可能性はあると思います。

診断

大項目：心疾患
中項目：心タンポナーデ、閉塞性ショック
小項目：大動脈解離 (De Bakey type II)

考察

観察される理学的所見は、
・ショックバイタル
・奇脈
・起坐位での外頸静脈の拡張（閉塞性ショック）
・心タンポナーデ（低電位の心電図）
・左腕の血行障害（左右差）
である。

　本症例でもみられるように前胸部または肩甲骨間の耐え難い痛みが突然起こる（"引きちぎられるような"、または"引き裂かれるような"といった言葉でしばしば形容される）。救急救命士国家試験でも移動する背中の痛みや激しい胸痛はキーワードとして記憶にあると思う。
　典型的には痛みは解離が大動脈に沿って広がるにつれ、しばしば発症部位から移動する。傷病者の約20％が、激しい痛みによる失神、大動脈圧受容体の活性化、頭蓋外脳動脈閉塞、心タンポナーデを呈し、場合によっては脳卒中、心筋梗塞、腸管閉塞、脊髄への血液供給妨害による不全対麻痺または対麻痺、遠位動脈の急性閉塞による四肢虚血となる。これらの症状は解離の部位がどこにあるのか、またどのように広がっていくのかで決まる。
　救急救命士国家試験では血圧の左右差がキーワードとして頻出するのが影響しているのか、血圧の左右差をみると大動脈解離と判断することが多々ある。実際正常者でも右腕、左腕で血圧を測って比べてみると、左右の腕で微妙に値が違う。これらの差は、血管の太さが右半身、左半身で違うことも関係しており、まったく同じ値が出るということはほとんどない。そのため、左右で値に差が生じるのは、ごく自然なことといえる。動脈硬化病変が潜んでいる場合は10mmHg程度の差が生じる。解離の場合は四肢の血圧には差があることがあり、その差は時に30mmHgを超える。
　稀に急性重症大動脈弁閉鎖不全により心不全が起こる。本症例では心雑音は正常であるが、急性大動脈弁閉鎖不全を引き起こしている場合は拡張期の雑音が聴かれる。血液または炎症性の漿液の左胸膜腔への漏出は、胸水の徴候を引き起こしうるし、四肢の動脈の閉塞は、末梢の虚血または神経障害の徴候を引き起こしうる。腎動脈閉塞は乏尿または無尿や血尿につながる。
　本症例の場合は、心タンポナーデと奇脈およびベックの3徴（血圧低下、頸静脈怒張、心音減弱）を見逃さず観察することが必要である。

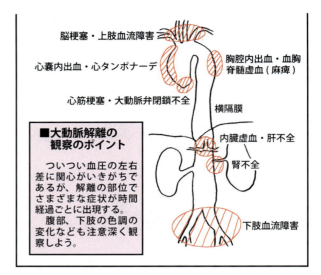

■ 大動脈解離の観察のポイント

ついつい血圧の左右差に関心がいきがちであるが、解離の部位でさまざまな症状が時間経過ごとに出現する。腹部、下肢の色調の変化なども注意深く観察しよう。

指導のポイント

①胸痛と理学的所見から大動脈解離が想定できるか？
②12誘導心電図、心音、頸静脈怒張から心タンポナーデであることがわかるか？
③ショック状態であることが把握でき、閉塞性ショックと鑑別できるか？
の3点である。

　症例の難易度は高くはなく、症例の診断を正確に導き出せる救命士が大多数と思われる。ファシリテーターの役割としては、まずしっかり所見を取らせることである。場合によっては血圧の左右差（血流の左右差）のみから大動脈解離と診断する救命士もいると思う。診断を行ったら、その後その重症度、緊急度まで検索するような姿勢が大切であることに気づいてもらう。
　数名の救命士が同じような報告をする可能性も高い。ファシリテーターは類似した報告から、多数決などの手法を用いてどの報告がよかったのか、またその報告の何がよかったのかなどを引き出し、このような症例ではどういう観察や状態の報告がベターなのかを検討させる。
　またショックであることが理解できていればその分類を問う。閉塞性ショックなのか？　循環血液量減少性ショックなのか？　心原性ショックなのかを鑑別させる。特に大動脈解離の場合はどのタイプのショックも解離の部位により想定されることを救命士に理解させる。
　さらに、この症例に輸液が必要であるかを問い、どうすればいいかを考えさせる。特に体位管理がしにくい解離の傷病者搬送では体位の変化によるバイタル変動を指摘しづらい。救命士にはしっかり心不全とは何かを理解させる。胸部の呼吸音の聴診所見を見落としていた場合は、それも併せて呼吸音の観察の重要性を指摘する。
　最後に大動脈の走行を確認しながら、解離の症状発現と解離の解剖学的な関連をしっかり理解させ、基礎的な解剖などを学習する重要性を印象づける。

症例 08

Facilitator Training for POT (FTP)

難易度 A

■ 傷病者情報

覚　知	午前10時40分
傷病者	40歳　男性
主　訴	意識障害・発熱
通報者	駅員
現　場	○○県○○郡

単身赴任中。3日前、37.5℃の発熱および頭痛を自覚し、自宅にあった解熱薬を飲んで就寝していた。来院2日前、頭痛も出現したため近医受診し、抗生剤を処方されて、様子をみていた。昨日から全身倦怠感および頭痛がひどく、仕事ができずに終日休んでいた。本日、単身赴任先から自宅へ帰る途中の駅で倒れ込み、搬送依頼があった。現場到着時、少し錯乱状態で何を言っているのかわからない。その後、突然の嘔吐があった。

Q：本症例の疾患は何？

傷病者の外見・身体所見

対光反射：正常

瞳孔を観察すると、まぶしがる

呼びかけ・痛み刺激に反応があるが、会話で何を言いたいのかわからない

仰臥位　　起坐位

心　音：正常
呼吸音：30回/分　正常

リフィリングタイム：2秒
体温：40.0℃

熱感あり

押さえても硬いところはなし

熱感あり

仰臥位の患者の股関節を屈曲、次いで膝関節を屈曲させた位置から徐々に被動的に伸展させたが、膝関節が曲がったままで伸展ができない

[体位による変動]

	血圧	心拍数	SpO2
仰臥位	170/100	140	98
下肢挙上	180/104	140	98
起坐位	160/90	140	98

12誘導心電図

鑑別のポイント

3日前、37.5℃の発熱および頭痛を自覚し、自宅にあった解熱薬を飲んで就寝していた。昨日から全身倦怠感および頭痛がひどく、仕事ができずに終日休んでいた。現場到着時、少し錯乱状態で何を言っているのかわからない。その後、突然の嘔吐があった。

	血圧	心拍数	SpO2
仰臥位	170/100	140	98
下肢挙上	180/104	140	98
起坐位	160/90	140	98

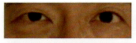

対光反射：正常
瞳孔を観察すると、まぶしがる
(羞明)
貧血(－)
黄疸(－)

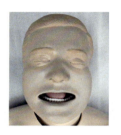

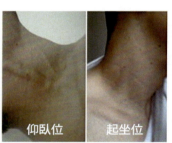

外頸静脈は正常

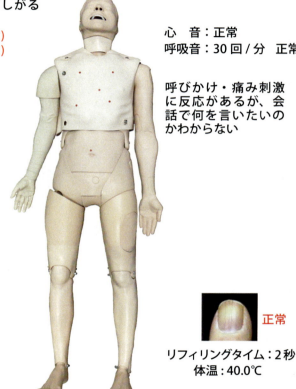

心　音：正常
呼吸音：30回/分　正常

呼びかけ・痛み刺激に反応があるが、会話で何を言いたいのかわからない

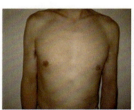

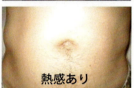

熱感あり

押さえても硬いところはなし

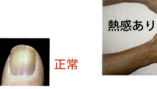

熱感あり

正常

リフィリングタイム：2秒
体温：40.0℃

尿：所見なし

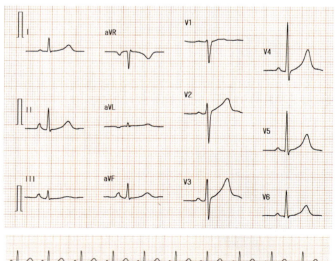

12誘導心電図→正常範囲

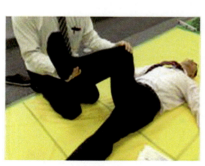

仰臥位の患者の股関節を屈曲、次いで膝関節を屈曲させた位置から徐々に被動的に伸展させたが、膝関節が曲がったままで伸展ができない。
→ Kernig徴候 (+)

講義の進め方

[ホワイトボード1]
髄膜炎
髄膜刺激症状（＋）
Kernig徴候陽性

救命士A

[ホワイトボード2]
髄膜炎
発熱を伴う意識障害
嘔吐
頭痛
髄膜刺激症状（＋）
Kernig徴候陽性

救命士B

F：では症例を説明してください。

救命士A：本症例は髄膜炎です。観察される所見は髄膜刺激症状がみられます。

F：ほかはありませんか？

救命士A：意識障害があります。

F：意識障害だとすると頭蓋内の出血ではないですか？

救命士A：ただ、発熱があるし数日前から感冒に似た症状があります。

F：髄膜刺激症状を診断の根拠に挙げていますね。

救命士A：そうです。

F：そうならば出血も考えられませんか？

救命士A：確かにそうですが…。

F：緊急度はどうですか？

救命士A：高いと思います。

F：ありがとうございました。

F：では症例を説明してください。

救命士B：本症例は髄膜炎です。

F：なるほど。その根拠はなんですか？

救命士B：発熱を伴う意識障害があり、頭痛、嘔吐が症状として考えられます。理学的所見としては髄膜刺激症状（＋）としてのKernig徴候陽性です。

F：なるほど。羞明がみられますね？

救命士B：確かにみられます。以前このような症例でまぶしいと言っていた傷病者を知っています。

F：脳梗塞や脳出血ではないでしょうか？

救命士B：確かにそれも考えられますが、これは理学的所見だけでは判断がつきにくいと思います。発熱や感冒様症状の前兆など説明がつきにくいのではないかと思います。

F：緊急度は？

救命士B：高いです。これは、安静に搬送することが大事だと思います。

F：了解しました。

診断

感染症による意識障害
　大項目：脳疾患
　中項目：髄膜炎
　小項目：感染性髄膜炎

考察

■本症例の目標
髄膜炎を疑うべき病歴や身体所見を確認する。

　本症例でみられるのは発熱、髄膜刺激症状、意識障害である。3日前からの37.5℃の発熱および頭痛、来院2日前の頭痛、全身倦怠感および頭痛の増悪、当日の錯乱状態(意識障害)、突然の嘔吐などがあり、髄膜刺激症状があることより髄膜炎が最も疑われる。

■自覚症状
髄膜炎の典型的な症状と徴候は
・意識障害、発熱、頭痛、嘔吐、羞明、項部硬直、傾眠、錯乱、昏睡、皮疹
であり、注意すべきは
・発熱、項部硬直、意識障害
の髄膜炎の3徴である。これら3徴がすべて揃うのは髄膜炎患者全体の2/3以下とされている[1]。特徴的な皮疹は時として有用な情報となる。

■診断に役立つ臨床情報
　最近の頭頸部、耳鼻科領域の感染症(感冒症状含む)、肺炎、心内膜炎、尿路感染症、頭部外傷(穿通性骨折や頭蓋底骨折)、VPシャント、ステロイド使用、HIV感染、最近の髄膜炎患者への曝露歴、最近の旅行歴(髄膜炎菌流行地域)などが現病歴にあれば参考になる。

《 成人および高齢者細菌性髄膜炎の臨床症状 》

成人	高齢者
発熱	発熱
頭痛	頭痛
羞明	項部硬直
項部硬直	錯乱あるいは昏睡
傾眠、錯乱、昏睡	痙攣
痙攣	
局所脳症状	
悪心、嘔吐	

(Roos KL, Tunkel AR, Scheld WM : Acute bacterial meningitis in children and adults, Infections of the Central Nervous System, 2nd ed, Scheld WM, Whitley RJ, Durack DT (eds), pp335 401, Lippincott Raven Publishers, Philadelphia,1997による)

《 細菌性髄膜炎診断時の神経所見、理学所見(感度) 》

- 頭痛(50%)
- 嘔気・嘔吐(30%)
- 発熱(85%)
- 項部硬直(70%)
- 意識障害(67%)
- 発熱・項部硬直・意識障害(46%)
- 局所神経徴候(23%)
- 皮疹(22%)

(Attia J,et al:Does this patient have acute meningitis? JAMA 282:175-181,1999による)

指導のポイント

①髄膜炎が診断できるか？
②髄膜刺激症状の所見が取れるか？
の2点である。

　髄膜炎を症状と理学的所見から想定することは容易であろう。本症例でみられるのは発熱、髄膜刺激症状、意識障害である。数日前からの発熱および頭痛、当日の錯乱状態(意識障害)、突然の嘔吐などがあり、髄膜刺激症状があることなどを的確に指摘できているかを確認する。もし、髄膜刺激症状だけで髄膜炎を想定しているようであれば、誘導して上記の所見をすべて挙げてもらう。

　髄膜刺激症状は頸部硬直の所見が一般的に用いられるが、その他Brudzinski徴候、Kernig徴候も大切であるので知っているかどうかを実際に実技を交えて提示することが大切である。このときにラゼーグ徴候と勘違いしている救命士がいるかも知れないので注意する。雑談として髄膜刺激症状はどうして起こるの？　などのテーマを話すことも症例を印象づける効果がある。

■髄膜刺激症状はどうして起こるのか
　くも膜下腔の炎症によって生ずるセロトニンやキニンなどにより、くも膜下腔の血管周囲にある痛覚受容性の神経末端が刺激され、疼痛受容閾値が低下している状態で、これらの神経末端に刺激を与えるような伸展が加わったとき、この刺激に対する防御反応として生ずる現象と考えられている。

・Brudzinski徴候
仰臥位の患者の頭の下に一方の手を置き、他方の手で身体が持ち上がらないように胸部を圧迫しながら、頭を被動的に前屈させたときに、股関節と膝関節が自動的に屈曲する場合を陽性とする。

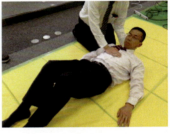

・Kernig徴候
仰臥位の患者の股関節を屈曲、次いで膝関節を屈曲させた位置から徐々に被動的に伸展させる。この場合関節が曲がったままで伸展ができない場合を陽性とする(通常両側性)。

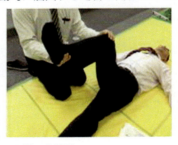

・ラゼーグ徴候
下肢を伸展させたまま持ち上げた場合に、坐骨神経の走行に沿って痛みが生じる(通常一側性)。

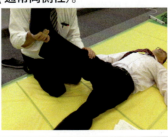

参考文献
1) Durand ML ,et al:Focal Central Nervous System Findings in 279 Episodes of Community-Acquired Meningitis. N Engl J Med 328:21-28,1993.

症例 09

Facilitator Training for POT (FTP)

難易度 A

■傷病者情報

覚　知	午前10時40分
傷病者	38歳　男性
主　訴	突然の意識障害
通報者	会社の部下
現　場	○○県○○郡

2〜3日前から頭痛、むかつき、めまいがあったらしいが（会社の部下より聴取）、会社にあった風邪薬を飲んでいた。今朝の会議中、突然呻いて、机の上に倒れ、搬送依頼があった。現場到着時は、呼びかけに反応するが、物が二重に見えると言って目を閉じたままでなんとなくボーッとしている。右半身が動きにくい、特に右足の親指と中指がしびれていると言っていた。現状は床に寝かされていた。もともと、社内でも筋トレが趣味と評判の人だったらしい。

Q：本症例の疾患は何？

傷病者の外見・身体所見

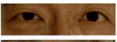
対光反射：正常

[体位による変動]

	血圧	心拍数	SpO2
仰臥位	100/60	120	98
下肢挙上	110/60	130	98
上肢挙上	100/60	110	98

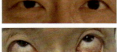
仰臥位　起坐位

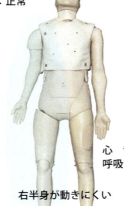
心　音：正常
呼吸音：24回/分　正常
右半身が動きにくい

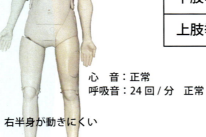

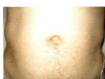
押さえても硬いところはなし

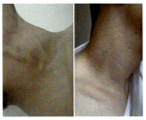
呼びかけに反応するが、目を閉じたままでなんとなくボーッとしている

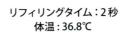
リフィリングタイム：2秒
体温：36.8℃

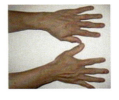

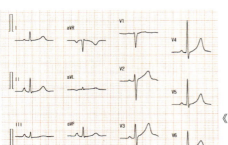
《30分後》
《現場到着直後》
12誘導心電図

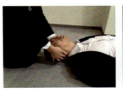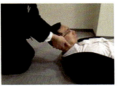
頸部はしなやかに前屈して、顎を前胸部につけることができる

鑑別のポイント

2〜3日前からの頭痛、むかつき、めまい→前兆
突然の頭痛→急性の頭痛
物が二重に見える→動眼神経？
右半身が動きにくい、特に右足の親指と中指のしびれ→巣症状

	血圧	心拍数	SpO2
仰臥位	100/60	120	98
下肢挙上	110/60	130	98
上肢挙上	100/60	110	98

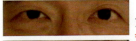
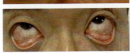

対光反射：正常
貧血（−）
黄疸（−）

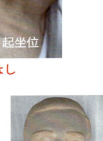

仰臥位　起坐位
特に異常なし

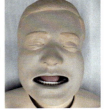

チアノーゼ

尿：所見なし

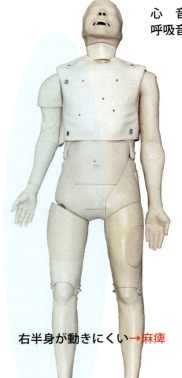

心音：正常
呼吸音：24回/分　正常

右半身が動きにくい→麻痺

呼びかけに反応するが、目を閉じたままでなんとなくボーッとしている

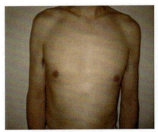
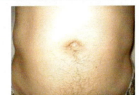

押さえても硬いところはなし

リフィリングタイム：2秒
体温：36.8℃

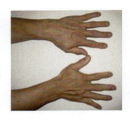

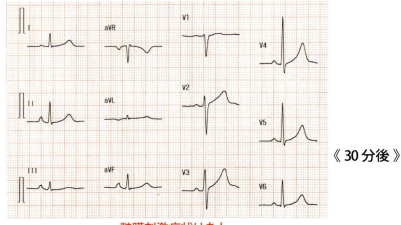

《30分後》

髄膜刺激症状はなし

《現場到着直後》

12誘導心電図→P波が確認できないが、QRS波形は正常。
房室結節あたりからの不整脈

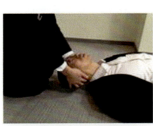
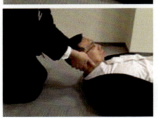

頸部はしなやかに前屈して、顎を前胸部につけることができる

講義の進め方

救命士 A

［ホワイトボード］
脳血管障害
頭痛
左半身の麻痺

F：では症例を説明してください。

救命士A：本症例は脳血管障害です。観察される所見は頭痛、左半身の不全麻痺がみられます。

F：ほかはありませんか？

救命士A：物が二重に見えるという症状があります。

F：脳血管障害だとすると出血ですか？ 梗塞ですか？

救命士A：どちらかははっきりしません。ただ、不整脈があるので梗塞も否定できないと考えます。

F：頭痛を診断の根拠に挙げていますね。

救命士A：そうです。

F：そうならば出血が考えられませんか？

救命士A：確かにそうですが、血圧もそれほど高くありませんのでそこははっきりしません。

F：緊急度はどうですか？

救命士A：緊急度は高いと思います。

救命士 B

［ホワイトボード］
くも膜下出血
突然の頭痛（ピークを伴う）
明らかな麻痺ではない
動眼神経麻痺など巣症状

F：では症例を説明してください。

救命士B：本症例はくも膜下出血です。

F：なるほど。その根拠はなんですか？

救命士B：ピークをもつ頭痛で発症しているからです。

F：なるほど。神経学的に麻痺や動眼神経麻痺がみられますね？

救命士B：確かにみられますが、くも膜下出血の部位がそこならば説明がつくと考えます。

F：脳梗塞や脳出血ではないでしょうか？

救命士B：確かにそれも考えられますが、これは理学的所見だけでは判断がつきにくいと思います。

F：緊急度は？

救命士B：高いです。

F：では、緊急度、重症度とも高いと。

救命士B：そうです。これは、安静に搬送することが大事だと思います。

F：了解しました。

診断

大項目：脳疾患
中項目：脳血管障害
小項目：くも膜下出血

考察

■本症例の目標
　くも膜下出血を疑うべき病歴や身体所見を知る。

　発症時は突然の頭痛、むかつき、意識消失、めまいなどが典型症状である。頭痛、特に「今まで経験したことのない」突発する激しい頭痛がある。発症時期にもよるが、嘔気・嘔吐、髄膜刺激症状(項部硬直)も挙げられる。発症直後には髄膜刺激症状は観察されないといわれている。

■自覚症状
　典型的な症状(徴候)として見落とせないのは、注意すべき前駆症状があることである。本格的な出血の前に少量だけ出血し(切迫破裂)、比較的軽い症状をきたすことがあるといわれ、時にひどい肩凝りのような症状を訴える傷病者もいる。
　典型的症状は教科書的には「今まで経験したことのないような突然の激しい頭痛と嘔吐」と表記されるが、中くらいでは意識をなくす場合も多く、重症の場合は、突然に瀕死の状態(いわゆる突然死)に至る場合も多い。しかし、浮遊感に似た症状だけで典型的な頭痛がない症例もあることは注意すべきである。また、普通に歩いて来院し、診察時には頭痛が治まっているような症例が稀に存在する(神経内科医は「地雷」と呼んで非常に恐れている)。「急に気が遠くなるようにフワッとして、頭痛がした」などの訴えで直感的に怪しいと感じる症例は、直ちに脳神経外科に搬送すべきである[1]。

■他覚症状
　くも膜下出血は、脳実質の損傷を伴わなければ手足の麻痺などの巣症状をきたさないのが特徴とされる。
　項部硬直(後頭部の硬直、他動的に頸部を前屈させても曲がらない)は、出血直後にはむしろみられることは少ないので注意が必要である。
　出血の程度が強く脳実質内出血を伴う場合には、損傷された部位に一致した症状が出現する。但し頻度は少ない(動眼神経麻痺を呈することがある)[2]。

■くも膜下出血の診断
　意識や症状のほか、最も診断に役立つのは断層写真(CT、MRI)である。断層写真でくも膜下出血を認めた場合、引き続き出血源の確認のために脳血管撮影やMRA、3D-CTAなどが行われる。断層写真での診断が困難な例では、背中から細い針を刺す腰椎穿刺により血性髄液を確認することによって診断することもある。

■搬送時の注意[3]
　くも膜下出血の初期治療の目的は再出血の予防と頭蓋内圧の管理および全身状態の改善にある。病院搬送前の死亡率は10〜20%といわれる。重症例では心肺蘇生など必要な救命処置や呼吸と循環の管理をまず行う。搬送は再出血をいかに防止するか、また意識消失に伴う気道の障害を防ぎ、二次的な低酸素脳症を回避するかである。くも膜下出血の再出血は、発症24時間以内に多く発生し、特に発症早期に多いとされる[4,5]。このため、発症直後はできるだけ安静を保ち、侵襲的な処置は避けた方がよい[6,7]。

指導のポイント

①突然発症し、瞬時に痛みがピークに達する「突発ピーク型」の頭痛の特徴を捉えているか？
②脳血管障害との比較検討がなされているか？
の2点である。

　「急に後頭部をバットで殴られたように痛くなった」のように訴えることが多いといわれるが、そうではない場合はどう考えるのかを聞き出す。
　一方で、「かつて経験したことのない激烈な痛み」と訴えても、頭痛が次第に増強してきたのであればくも膜下出血の可能性は低く、逆に脳血管障害の可能性が高くなる。
　動眼神経麻痺などの症状をどう考えるのかを聞き出しておく。これにより、単純に脳血管障害なのか、くも膜下出血なのかを考察させる。
　多くの救命士は容易にくも膜下出血と診断できるであろう。この場合は、プレゼンテーションを比較して何の所見を報告しなければならないかなどのディスカッションを行うのもおもしろい。

参考文献
1) 岩崎　靖：主訴別の患者の診かた；(5) 頭痛を訴える患者の診かた(後編). medicina10月号, 2008.
2) 塩川 芳昭：http://mymed.jp/di/z7x.html
3) 吉峰俊樹：科学的根拠に基づくクモ膜下出血診療ガイドライン(2001). 平成13年度研究報告書.
4) Aoyagi N, Hayakawa I : Study on early reruptare of intracranial aneurysms. Acta Neurochir 138：12-18,1996.
5) Fujii Y ,et al : Ultra-early rebleeding in spontaneous subarachnoid hemorrhage. J Neurosurg 84：35-42,1996.
6) Komiyama M, et al : Aneurysmal rupture during angiography. Neurosurgery 33：798-803,1993.
7) Saitoh H, et al : Rerupture of cerebral aneurysms during angiography. AJNR Am J Neuroradiol 16：539-542,1995.

症例 10

Facilitator Training for POT (FTP)

難易度 **B**

■傷病者情報

覚　知	午前4時40分
傷病者	65歳　男性
主　訴	めまい・気分不良・嘔気
通報者	家族
現　場	○○県○○郡

午前4時頃、トイレに起きようとしたら、めまいと気分不良、嘔気が出現した。何か悪いものでも食べたかと思っていたら、徐々に症状が悪化していくので救急車を呼んだ。糖尿病はあったが内服で管理していた。高血圧で、血をサラサラにする薬を処方されている。真面目な人で、欠かさずに飲んでいるらしい。昨晩は孫が来ていて、はしゃいでいたという。

Q：本症例の疾患は何？

傷病者の外見・身体所見

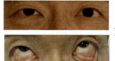
対光反射：正常

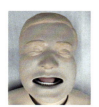
めまいは船に乗ったようなめまいである。聞こえは問題なさそう（会話はしっかりできる）

[体位による変動]

	血圧	心拍数	SpO$_2$
仰臥位	240/140	100（不規則）	98
下肢挙上	250/144	100（不規則）	98
起坐位	230/90	100（不規則）	98

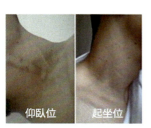
仰臥位　起坐位

胸　部：異常なし
心　音：正常
呼吸音：24回/分　正常
腹　部：押さえても硬いところはなし

神経所見

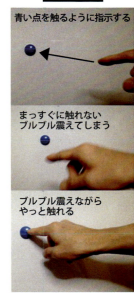
青い点を触るように指示する
まっすぐに触れない　ブルブル震えてしまう
ブルブル震えながらやっと触れる

リフィリングタイム：2秒
体温：36.8℃

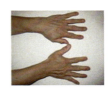

《安静時》

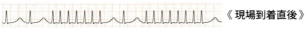
《現場到着直後》
12誘導心電図

鑑別のポイント

午前4時頃、トイレに起きようとしたら、めまいと気分不良、嘔気が出現した。高血圧で、血をサラサラにする薬を処方されている。

	血圧	心拍数	SpO2
仰臥位	240/140	100(不規則)	98
下肢挙上	250/144	100(不規則)	98
起坐位	230/90	100(不規則)	98

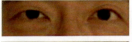
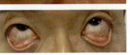
対光反射：正常
貧血（−）
黄疸（−）

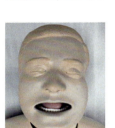
船に乗ったようなめまい（浮動性めまい）

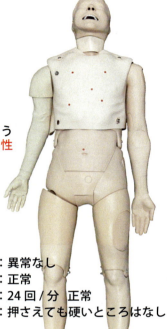

胸　部：異常なし
心　音：正常
呼吸音：24回/分　正常
腹　部：押さえても硬いところはなし

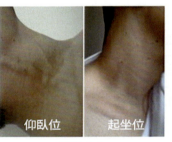
仰臥位　　起坐位
異常なし

神経所見

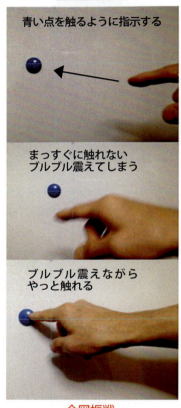
青い点を触るように指示する

まっすぐに触れない
ブルブル震えてしまう

ブルブル震えながら
やっと触れる

企図振戦

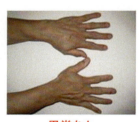
《安静時》
異常なし

異常なし
リフィリングタイム：2秒
体温：36.8℃

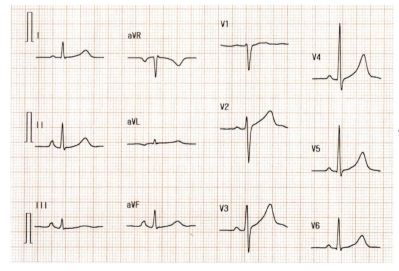

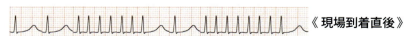
《現場到着直後》

12誘導心電図　上室性不整脈→抗凝固薬

尿：所見なし

講義の進め方

[ホワイトボード 救命士A]

脳梗塞

上室性不整脈
めまい
企図振戦

[ホワイトボード 救命士B]

脳出血

浮動性めまい
嘔吐
頭痛（気分不良）

浮動性めまい
企図振戦→小脳ではないか

救命士A

F：では症例を説明してください。

救命士A：本症例は脳血管障害です。多分脳梗塞だろうと思います。観察される所見は上室性不整脈、めまい、企図振戦です。

F：ほかはありませんか？

救命士A：高血圧、不整脈があります。

F：脳血管障害だとすると梗塞としていますが？

救命士A：どちらかははっきりしません。ただ、不整脈があるので梗塞も否定できないと考えます。また、出血のような頭痛ではないような感じなので。

F：不整脈が原因ですか？

救命士A：そうです。

F：血栓か何かが詰まった。

救命士A：症状からは…。

F：緊急度はどうですか？

救命士A：血栓溶解療法が可能だとすると時間がないので、緊急度は高いです。

F：了解しました。

救命士B

F：では症例を説明してください。

救命士B：本症例は脳出血です。

F：なるほど。その根拠はなんですか？

救命士B：浮動性めまい、嘔吐、気分不良、企図振戦から小脳出血ではないかと。

F：なるほど。神経学的に企図振戦がみられますね？

救命士B：それをみて、小脳が病変部位ではないかと考えました。出血が小脳の部位ならば説明がつくと考えます。

F：明らかな頭痛はないですが、脳梗塞は考えられませんか？

救命士B：確かにそれも考えられますが、これは理学的所見だけでは判断がつきにくいと思います。

F：緊急度は？

救命士B：高いです。

F：では、緊急度、重症度とも高いと。

救命士B：そうです。これは、安静に搬送することが大事だと思います。

F：了解しました。

診断

めまい・気分不良・意識障害
　大項目：脳疾患
　中項目：脳卒中
　小項目：小脳出血

考察

■本症例の目標
　脳卒中を疑うべき病歴や身体所見を知っておく。

　脳出血は高血圧、糖尿病などによる動脈硬化が起因することが多い。主に、血圧管理が不良の場合に発症しやすい。血圧コントロールが良好の傷病者でも発症することがあるので注意。肝硬変や脳梗塞の予防薬であるアスピリンなどの抗凝固作用がある薬を服用していると、発症後に血腫が大きくなりやすいことはしばしばある。本症例でも抗凝固薬が服用されている。

■臨床症状
　意識障害や片麻痺を認めることが多い。痙攣での発症や、意識障害の軽いものでは、頭痛を訴えるものもあり、出血の部位により構語障害（呂律が回らない）、失語、同名半盲（両眼で視野の半分が欠損する）、また、ごく稀に片側上下肢、もしくは、上肢のみや下肢のみの軽いしびれ感や脱力感、無症状のものまである。CTによる鑑別が最も一般的であるが、臨床症状だけでは脳梗塞なのか脳出血なのか判断するのは難しい。今回のケースは時間的に短く、また高血圧や抗凝固療法が行われているので出血を示唆するが、理学的所見だけでは判断は難しいかも知れない。

[脳出血の好発部位]

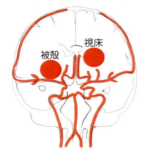

脳出血は部位的にも好発部位が決まっている。

指導のポイント

①脳卒中が判断できるか？
②錐体外路症状から部位的に小脳が連想できるか？
③めまいについての鑑別
の3点である。

　くも膜下出血は突然発症し、瞬時に痛みがピークに達する「突発ピーク型」の頭痛が特徴である。「急に後頭部をバットで殴られたように痛くなった」のように訴えることが多いといわれるが、今回はそのような所見はない。脳出血か脳梗塞か迷うところである。救命士にはこの鑑別をしっかりとして、根拠を述べてもらう。現在は脳梗塞が脳出血よりはるかに多く、頻度的には脳梗塞という例が多いという疫学的な知識も説明を加えた方がよい。
　出血部位は小脳が病変であるために、錐体外路症状が出てくる。今回は指鼻試験をさせているが、ほかにも歩行による検査など錐体外路症状を示唆するものを講義として整理する。
　また、めまいについても浮動性めまい、回転性めまいや聴覚との関係などを改めて確認してもらうにもよい例である。

表　脳卒中の好発部位と症状

被殻出血(全体の約60%)	最も多い。被殻は、手足を動かす神経線維が通る内包のすぐ側にあるため、出血と反対側の手足の麻痺や知覚障害が出現しやすい。内包まで出血が及ぶと、後遺症として出血とは反対側の麻痺が残る。
視床出血(約10数%)	2番目に多いタイプ。小さな血腫でも意識障害が出現しやすい。知覚障害が必発で、時に麻痺も出現する。視床は、知覚を手足から脳に伝える中継地点であるため、知覚障害が出現する(後遺症としても残存)。また、内包に出血が及ぶと、被殻出血と同様に麻痺が出現する。さらに視床の近くには、人間の意識の維持に関連した神経線維が走っており、意識障害が出現することもある。
橋(脳幹)出血(約10%)	最も重症。発症早期から意識障害・四肢麻痺が生じ、最も重篤なタイプ。橋は意識を保つ神経線維・手足を動かす神経線維・手足の知覚を伝える神経線維の通り道であり、意識障害・手足の麻痺はほぼ100%出現する。死亡率もほぼ50%と高く、生存しても重度の後遺症を残すことがほとんど。
小脳出血(約10%)	急激なめまい・頭痛・嘔吐で発症することが多い。血腫の大きさにもよるが、発症時には意識清明でも、徐々に意識障害が出現してくることが多い。しかし、出血量が多くてその前方にある橋まで障害が及ぶと、死亡率も高くなり、手足の麻痺などの後遺症を残す可能性も高くなる。
皮質下出血(約10%)	大脳皮質の下方数mm〜数cmのところに血腫が形成される。血腫ができる部位により、麻痺や視野障害などの症状が出現するが、最も一般的な症状は、頭痛・痙攣である(大脳皮質は意外と広く、あまり機能をもたない部分も多く存在するため)。生命予後に関しては最も良好である。皮質下出血の症状は一定しない。例えば、後頭葉であれば視覚、左側頭葉であれば言語、頭頂葉であれば知覚、前頭葉後部では運動の機能があり、皮質下出血ではそれぞれの障害が出現する可能性がある。

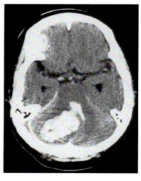

《小脳出血》
(窪田　惺：ゼロからの脳神経外科学, p170, ぱーそん書房, 東京, 2015による)

症例 11

Facilitator Training for POT (FTP)

難易度 A

■傷病者情報

覚　知	午後10時40分
傷病者	45歳　男性
主　訴	突然の右足のしびれ・自分で動かせない
通報者	路上の通行人
現　場	○○県○○郡

少し太り気味の赤ら顔をした男性。呂律が回らない。
（家族の話）会社の健診で以前から血圧が高く、コレステロール値も高かったが、"自分だけは大丈夫"と治療にはあまり熱心でなかったらしい。3年前の健診で心房細動を指摘されてからは多少お酒は控えめにしていたが、タバコは1日30本くらい吸っていた。血圧の薬は処方されていた（時々飲み忘れもあり）。また、心原性脳塞栓症の予防のために抗凝固薬を飲むようにと医師から言われていたが、定期的には服用していなかったとのこと。
症状が起こる前日、少しお酒を飲んだ。翌朝目が覚めると右側の手足がまったく動かず、口をきこうにもしゃべれないことに本人も家族も気づき、すぐ救急車を呼んだ。

Q：本症例の疾患は何？

傷病者の外見・身体所見

対光反射：正常

呼びかけに反応する。何を言っているかよくわからない（呂律が回らない）

胸　部：異常なし
心　音：正常
呼吸音：30回/分　正常
腹　部：押さえても硬いところはなし

[体位による変動]

	血圧	心拍数	SpO₂
仰臥位	160/100	100（不規則）	98
下肢挙上	160/104	100（不規則）	98
起坐位	160/90	100（不規則）	98

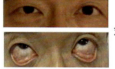
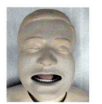
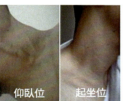

仰臥位　起坐位

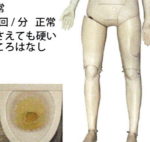

リフィリングタイム：2秒
体温：36.8℃

神経所見

右足　　　　　　　　　右手

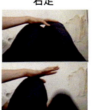 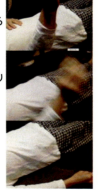

支えている手を離す　　支えている手を離す

しびれあり　　　　　　しびれあり

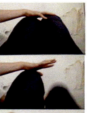

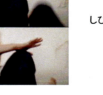

右手は動かない。感覚も鈍い

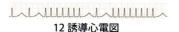
12誘導心電図

《脈が安定しているときの心電図》

鑑別のポイント

（家族の話）会社の健診で以前から血圧が高く、コレステロール値も高かった。3年前の健診で心房細動を指摘されてからは多少お酒は控えめにしていた。タバコは1日30本くらい吸っていた。血圧の薬は処方されていた（時々飲み忘れもあり）。また、心原性脳塞栓症の予防のために抗凝固薬を飲むようにと医師から言われていたが、定期的には服用していなかったとのこと。

	血圧	心拍数	SpO2
仰臥位	160/100	100(不規則)	98
下肢挙上	160/104	100(不規則)	98
起坐位	160/90	100(不規則)	98

→Afを反映

↑高血圧あり

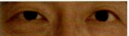

対光反射：正常
貧血（ー）
黄疸（ー）

胸　部：異常なし
心　音：正常
呼吸音：30回/分　正常
腹　部：押さえても硬いところはなし

神経所見

右半身の麻痺

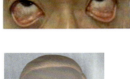

呼びかけに反応する。何を言っているかよくわからない（呂律が回らない）

麻痺

右手は動かない。感覚も鈍い

右手

支えている手を離す

しびれあり

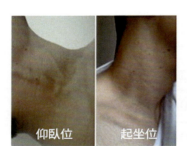

仰臥位　　起坐位

尿：所見なし

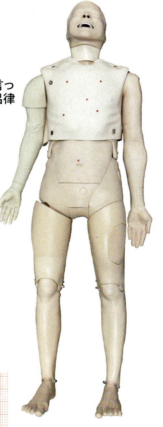

右足

支えている手を離す

しびれあり

リフィリングタイム：2秒
体温：36.8℃

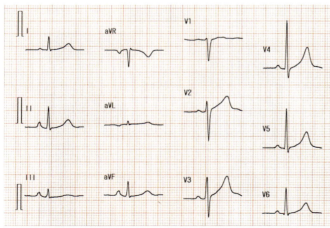

《脈が安定しているときの心電図》

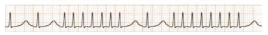

12誘導心電図　Af

講義の進め方

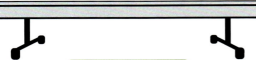

救命士A

脳梗塞
上室性不整脈
右半身の麻痺

救命士B

脳梗塞
Af
突然発症の神経所見
右半身の麻痺
呂律が回らない

救命士A

F：では症例を説明してください。

救命士A：本症例は脳血管障害です。多分脳梗塞だろうと思います。観察される所見は上室性不整脈、右半身の麻痺です。

F：ほかはありませんか？

救命士A：若干の高血圧があります。

F：脳血管障害だとすると梗塞としていますが？

救命士A：どちらかははっきりしません。ただ、不整脈があるので梗塞も否定できないと考えます。また、出血のような頭痛ではないような感じなので。

F：そのほかに付け加えることは？

救命士A：動脈硬化があるかも知れません。

F：血栓か何かが詰まったのでは？

救命士A：はっきりしませんが、血栓あるいは動脈硬化で狭い動脈に詰まったのではないでしょうか。

F：緊急度はどうですか？

救命士A：血栓溶解療法を考慮すると時間がないので、緊急度は高いです。

F：了解しました。

救命士B

F：では症例を説明してください。

救命士B：本症例は脳梗塞です。

F：なるほど。その根拠はなんですか？

救命士B：突然呂律が回らなくなったことと、右半身の麻痺です。

F：なるほど。

救命士B：少し太り気味で血圧が高く、コレステロール値も高いようです。心房細動で心原性脳塞栓症の予防のために抗凝固薬を飲むようにと医師から言われたが定期的には服用していなかったなど、血栓の発症が考えられます。脳血管は動脈硬化も進んでいたと思います。

F：明らかな頭痛がないけれど、脳出血ではないでしょうか？

救命士B：確かにそれも考えられますが、これは理学的所見だけでは判断がつきにくいと思います。

F：緊急度は？

救命士B：高いです。血栓なら溶解させるまでには時間がないのではないかと思います。

F：では、緊急度、重症度とも高いと。

救命士B：そうです。これは、安静に搬送することが大事だと思います。また、救急病院へ搬送時は最終の神経学的に正常な時間を伝えることが大切だと思います。今日は就寝時になると思います。

F：了解しました。

診断

麻痺（右半身）
　大項目：脳疾患
　中項目：脳卒中
　小項目：脳梗塞（心原性脳塞栓症）

考察

■本症例の目標
　脳梗塞を疑うべき病歴や身体所見を知っておく。

　臨床症状としては麻痺（右半身）、呂律が回らない、心房細動がみられる。また、既往歴から高血圧、動脈硬化性病変を示唆する所見が認められる。
　脳梗塞の臨床所見としては、
・手足の脱力（麻痺）：箸を落とす、足がもつれるなど
・半身（手足）がしびれる
・言葉が出てこない、つじつまの合わないことを言う
・物が二重に見える、視野狭窄
・口がもつれる（酔っぱらいのような話し方になる）
・めまいがしてふらつく
・意識の混濁
などが認められる。

【原因】
■アテローム血栓性脳梗塞
　動脈硬化により血管が狭くなっていき、狭くなった血管内腔の壁は不整なため血液中の血小板がこびりつき、さらに硬くなりさらに狭くなっていき最後は閉塞に至る。多くは高血圧、糖尿病、高脂血症などの生活習慣病が原因。症状は徐々に進行することが多く、時には一時的に麻痺や言語障害が出てその後改善する場合（一過性脳虚血発作）もみられる。本症例でも可能性は否定できない。

■心原性脳塞栓症
　心房細動が原因。いきなり血管が詰まるため症状は突然に起こる。また太い脳血管が詰まることが多いので症状も重い。

■ラクナ梗塞
　直径1mm以下の細い血管が詰まるもの（ラクナとは湖、水溜まりという意味で、断層撮影検査上その梗塞があたかも水溜まりのように見えることからこの名前がある）。梗塞自体はとても小さいが手足の運動中枢が障害されるため手足の麻痺が重くなることがある。約2〜3割で症状が進行することがある。以前はこの梗塞のタイプは細い血管が詰まったものとしか認識されていなかった。しかし最近になり、血管の壊死により逆に小さな出血をしている症例もあることが判明した。

【臨床症状から出血なのか梗塞なのか判断できるのか？】
　脳梗塞と、破れて起こる脳出血は、まったく違う状態なのに、現れる症状にあまり大きな違いはない（両方とも脳の細胞が損傷）。1970年代のCTの普及まではほとんど鑑別は難しかったといわれる、強いていえば症状の進行のスピードくらいしかなかった。1975年以降は脳梗塞と脳出血の頻度が逆転して現在ではほぼ9：1程度の差がある。まず、脳梗塞を疑ってみるのが現在の流れではないだろうか。できるだけの早期搬送と発症の時間などを確実に把握する。低酸素などの二次的脳障害をいかに予防するかが救命士の役割と考えられる。

指導のポイント

①脳梗塞が判断できるか？
②rt-PA静注療法の適応と判断できるか？
の2点である。

　臨床症状としては以下のことが挙げられる。
・意識障害
・共同偏視
・片麻痺
・除脳硬直
・脳幹機能が麻痺→自発呼吸消失

【原因】
　臨床症状からは出血と判断することが困難な場合もある、しかし、現在では出血より梗塞が多い点や既往などから脳梗塞を想定することは容易であろう。指導としては脳梗塞と判断した根拠を述べさせる。呂律が回らない、顔が歪む、麻痺などの所見をしっかりと取るように指導する。
　また、rt-PA静注療法の適応をしっかりと考えさせる。
　rt-PA静注療法のポイントは、
・発症から4.5時間以内に治療可能な虚血性脳血管障害患者に対して行う。
・発症後4.5時間以内であっても、治療開始が早いほど良好な転帰が期待できる。このため、患者が来院した後、少しでも早く（遅くとも1時間以内に）rt-PA静注療法を始めることが望ましい。
・発見時刻は発症時刻ではない。発症時刻が不明なときは、最終未発症時刻をもって発症時刻とする[1]。
・出血か梗塞か迷ったときにも最終未発症時刻を伝えるべきである。
などを復習しながらまとめて、報告に活かせるように指導する。

参考文献
1) rt-PA静注療法適正治療指針 2012年10月. 日本脳卒中学会脳卒中医療向上・社会保険委員会 rt-PA静注療法指針改訂部会.

症例 12
Facilitator Training for POT (FTP)

難易度 B

■傷病者情報
- 覚　知　午後10時40分
- 傷病者　35歳　男性
- 主　訴　意識障害・呼吸停止
- 通報者　路上の通行人
- 現　場　○○県○○郡

血まみれで倒れている。
（通行人の話）道路で数人の男性に囲まれて、殴られていた。転倒していたので"大丈夫ですか"と声をかけたが反応がなく、頭から血を流していた。すぐに警察と救急車を要請。
救急隊到着時、意識はJCS 300、呼吸は弱く、すぐにラリンゲアルマスクを挿入して管理。救急車内に搬入して現在3次救急へ搬送中。現在、呼吸は20回/分で用手的に管理している。車内で病態把握を始めた。

Q：本症例の疾患は何？

傷病者の外見・身体所見

[体位による変動]

	血圧	心拍数	SpO2
仰臥位	200/100	40（不規則）	98
下肢挙上	200/104	40（不規則）	98
起坐位	200/100	40（不規則）	98

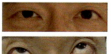
現場到着時は、対光反射：正常

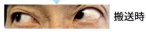
搬送時

痛み刺激に反応なし
ラリンゲアルマスクで換気中

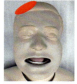
外傷・出血あり
ラリンゲアルマスクで換気中

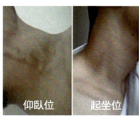
仰臥位　起坐位

胸　部：異常なし
心　音：正常
呼吸音：10回/分　正常
（ラリンゲアルマスク挿入後は20回）

押さえても硬いところはなし。外傷もなし

リフィリングタイム：2秒
体温：36.8℃

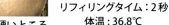
搬送中の神経所見
搬送中にこのような姿勢になる

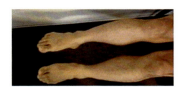

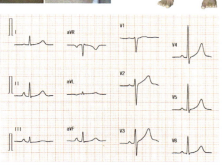
12誘導心電図

鑑別のポイント

救急隊到着時、意識はJCS300。現在、呼吸は20回/分で用手的に管理している。

	血圧	心拍数	SpO2
仰臥位	200/100	40(不規則)	98
下肢挙上	200/104	40(不規則)	98
起坐位	200/100	40(不規則)	98

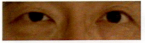
現場到着時は、対光反射：正常
貧血（−）
黄疸（−）

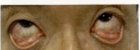
搬送時
眼球変位

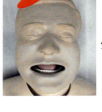
外傷・出血あり

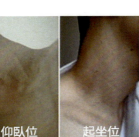
仰臥位　起坐位

痛み刺激に反応なし

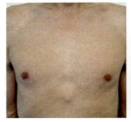
所見なし

胸　部：異常なし
心　音：正常
呼吸音：10回/分　正常
　　　（ラリンゲアルマスク
　　　　挿入後は20回）

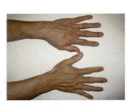

リフィリングタイム：2秒
体温：36.8℃

押さえても硬いところはなし。外傷もなし

搬送中の神経所見→除脳硬直

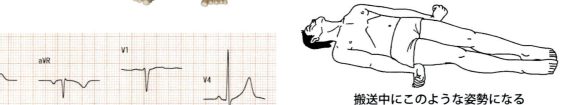
搬送中にこのような姿勢になる

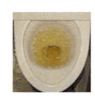
尿：所見なし

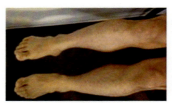
特に所見なし

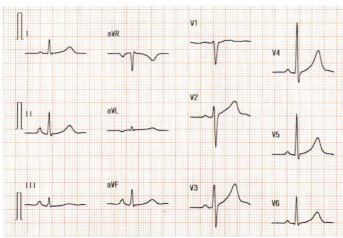
徐脈（脳圧亢進）
12誘導心電図

講義の進め方

救命士 A

[ホワイトボード]
外傷性脳挫傷
脳圧亢進
眼球偏位
除脳硬直

F：では症例を説明してください。

救命士 A：本症例は外傷性脳挫傷です。観察される所見は脳圧亢進、眼球偏位、除脳硬直です。

F：ほかはありませんか？

救命士 A：高血圧、徐脈があります。

F：脳圧が上がっているのでしょうか？

救命士 A：脳圧は亢進しています。

F：そのほかに付け加えることは？

救命士 A：上気道デバイスで呼吸しているので呼吸がどのようなパターンかはわからないですが、呼吸停止しているのでかなり中枢での影響があると思います。

F：緊急度はどうですか？

救命士 A：緊急度、重症度、共に高いです。

F：了解しました。

救命士 B

[ホワイトボード]
外傷による脳外傷
脳圧亢進（血圧低下、徐脈）
眼球偏位（脳ヘルニア）
除脳硬直（脳ヘルニア、中脳・橋の損傷）

F：では症例を説明してください。

救命士 B：本症例は外傷による脳外傷です。

F：なるほど。その根拠はなんですか？

救命士 B：脳圧亢進（血圧上昇、徐脈）、眼球偏位（脳ヘルニア）、除脳硬直です。

F：なるほど。

救命士 B：かなり脳圧が亢進しています。それが原因で脳ヘルニア、中脳、橋の損傷に至っています。

F：なるほど、ほかにはないですか？

救命士 B：共同偏視もあります。

F：緊急度は？

救命士 B：高いです。急いで脳圧を低下させないといけません。

F：その方法は何かありますか？

救命士 B：カプノメーターをモニターしながら過換気ができると思います。今回はカプノメーターがなかったので 20 回で換気しています。

F：了解しました。

診断

大項目：脳疾患
中項目：脳外傷（急性くも膜下血腫）
小項目：テント切痕ヘルニア

考察

■本症例の目標
　脳ヘルニアを疑うべき病歴や身体所見を知っておく。

　臨床症状としては以下のことが挙げられる。
① 意識障害
② 共同偏視
③ 片麻痺
④ 除脳硬直が起こり
⑤ 脳幹機能が麻痺→自発呼吸消失

【原因】
　強い外傷で起こることが多いために脳の損傷も強く、通常受傷直後から意識障害を呈する。あまり脳自体の損傷はなく血管の損傷が主体の場合には、血腫の増大に伴って徐々に脳が圧排され、受傷当初にははっきりしなかった意識障害が徐々に出現してくることもあるので注意が必要。意識障害は次第に悪化し多くは昏睡レベルに達する。受傷当初は意識障害がない例でも、いったん意識障害が発現するとその後は急激に悪化することが多く、予後は極めて不良である。

指導のポイント

① 脳圧亢進の症状を観察できるか？
② 脳ヘルニアの所見を観察できるか？
の2点である。

　脳圧亢進の所見としてはクッシング徴候（血圧上昇、徐脈）が挙げられる。本症例でも高血圧と徐脈がみられており、脳圧が急激に上昇している所見である。指導としてはクッシング徴候を所見として観察することが重要だと指導する。
　本症例の脳ヘルニアの所見は共同偏視、片麻痺、除脳硬直がみられている。
　以下の代表的なヘルニアを講義するようにする。

■テント切痕ヘルニア（鉤回ヘルニア）
　脳腫瘍や脳出血などでテント上腔の圧が亢進し、側頭葉内側部（鉤回・海馬回）がテント切痕を越えて下方に嵌入した状態。この際、脳幹（特に中脳、ほかに動眼神経、後大脳動脈など）が圧迫障害される。他方、テント下腔の圧が亢進し、小脳の一部が押し上げられてテント切痕に嵌入する場合を上行性テント切痕嵌頓という。

■小脳扁桃ヘルニア（大後頭孔嵌頓、大孔嵌頓）
　後頭蓋窩の小脳腫瘍や出血によってテント下腔の圧が亢進し、小脳扁桃が下方に押し出され、大後頭孔（大孔）内に嵌入した状態である。

■大脳鎌下ヘルニア（帯状回ヘルニア）
　大脳内側面の帯状回が大脳鎌下縁を越えて対側に嵌入した状態。

■蝶形骨縁ヘルニア
　前頭葉の占拠性病変により前頭葉下面が蝶形骨縁を越えて中頭蓋窩へ嵌入、もしくは側頭葉占拠性病変により側頭葉の前部が前頭蓋窩に嵌入した状態である。

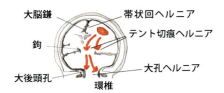

■除脳硬直
　両上肢は肘で伸展、前腕は回内、手関節は軽度屈曲する。両下肢は股関節で内転、膝関節で伸展し、足関節は底屈をする体幹は弓なり反張を呈することがある。除皮質硬直よりも重症とされ、延髄よりも中枢側に病変はあり、中脳や橋の損傷によるものが多い。

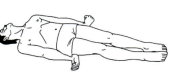

■除皮質硬直
　腕（肘関節）は屈曲して胸の上に置かれ、手（関節）は掌側に屈曲（掌屈）、下肢は伸展し足は内反・底屈（足の裏側へ曲がる）する。大脳半球・内包および視床を含む部位の損傷がある可能性を示唆する（中脳の損傷である場合もありうる）。

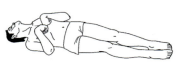

観察のポイント

　眼位の異常については以下のようなポイントで指導を行う。

(1) 水平性共同偏視
　テント上（大脳）の占拠性病変（脳梗塞、脳出血）では、眼球は麻痺の対側（病巣側）に偏位する。
　テント下（脳幹・小脳）の破壊性病変では麻痺側（病巣の対側）に偏位する。
病巣が刺激性に働く場合には上記の反対となり、大脳の刺激性病変（痙攣発作）では麻痺側（病巣の対側）に偏位する。

(2) 垂直性共同偏視
　下方ないし下内方に向かう共同偏視は視床出血に特徴的な徴候であるが、肝性昏睡などの代謝性障害でも生じる。

(3) 斜偏視 (skew deviation)
　片眼が内下方へ、他眼は外上方に偏位した状態で、後頭蓋窩の病変（脳幹梗塞、橋出血、小脳出血）で認められる。

(4) 片眼の偏位
　外眼筋（眼球を動かす筋肉）を支配する脳神経（動眼神経、外転神経）の障害を示唆する。
　動眼神経麻痺では患側の眼球が外下方に、外転神経麻痺では内方に偏位する。

(5) 自発眼球運動
a) 眼球彷徨 (roving eye movement)
　眼球が水平方向にゆっくりと行き戻りを繰り返し彷徨する運動で、脳幹機能が保たれていることを示唆する。両側大脳の病変や代謝性疾患、中毒で認められる。
b) 眼球浮き運動 (ocular bobbing)
　両眼が急速に下方に偏位し、ゆっくり正常位に戻る動きで、脳幹の障害で認められる。

症例 13
Facilitator Training for POT (FTP)

難易度 B

■傷病者情報

覚　知	午前8時40分
傷病者	20歳　男性
主　訴	呼吸困難
通報者	大学の寮　管理者
現　場	東京都世田谷区

大学の寮からの救急要請。布団の上で苦しそうな傷病者がいるとのこと。数年前から喘息の治療を受けていたが、最近は病院へは行っていない。陸上部の選手でアスリートである。
昨日、部屋替えがあったが、それ以外に変わったことはなかったとのこと。

Q：本症例の疾患は何？

傷病者の外見・身体所見

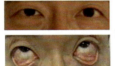
対光反射：正常

全体的に青ざめている

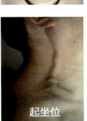
起坐位

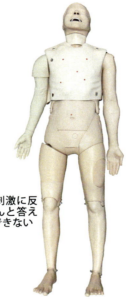
呼びかけ・痛み刺激に反応はあるが、うんと答える程度。会話はできない

[体位による変動]

	血圧	心拍数	SpO2
仰臥位	130/80	120	92
下肢挙上	130/80	120	92
起坐位	130/80	120	92

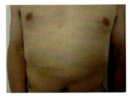
苦しそうに呼吸している。呼気の最後にヒューヒューという呼吸音が聞こえる。頻回の咳がある

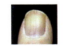
リフィリングタイム：2秒
体温：36.2℃

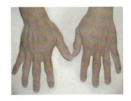

胸　部：苦しそうに息をしている
心　音：正常
呼吸音：24回/分　呼気延長
腹　部：痛みなし・普通の硬さ
背　中：異常なし・冷たい

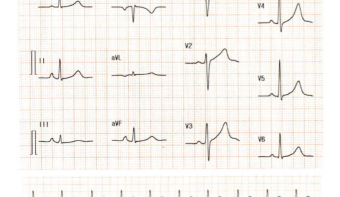
12誘導心電図

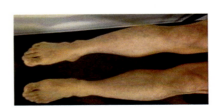

鑑別のポイント

数年前から喘息の治療を受けていたが、最近は病院へは行っていない。陸上部の選手でアスリートである。

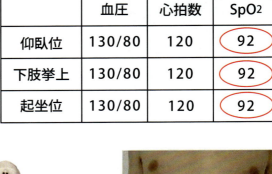

	血圧	心拍数	SpO₂	
仰臥位	130/80	120	92	低酸素状態
下肢挙上	130/80	120	92	
起坐位	130/80	120	92	

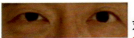

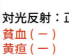

対光反射：正常
貧血（－）
黄疸（－）

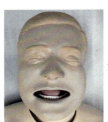

全体に青ざめている

呼びかけ・痛み刺激に反応はあるが、うんと答える程度。会話はできない

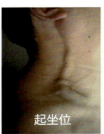

外頸静脈の怒張

起坐位

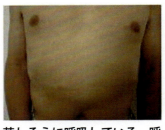

苦しそうに呼吸している。呼気の最後にヒューヒューという呼吸音が聞こえる。頻回の咳がある

胸　部：苦しそうに息をしている
心　音：正常
呼吸音：24回/分　呼気延長
腹　部：痛みなし・普通の硬さ
背　中：異常なし・冷たい

リフィリングタイム：2秒
体温：36.2℃

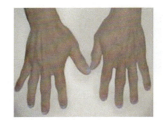

蒼白になっている

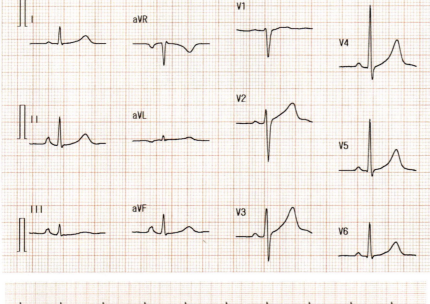

12誘導心電図

講義の進め方

救命士 A

> 緊張性気胸
> 呼吸困難
> 外頸静脈の怒張

F：では症例を説明してください。

救命士A：本症例は気胸です。観察される所見は呼吸困難、外頸静脈の怒張です。

F：なるほど。ほかにはないですか？

救命士A：呼吸音が高い音がします。

F：気胸では緊張性気胸ということでしょうか？

救命士A：はい。胸腔内圧は高くなっていると思います。

F：閉塞性ショックにしては血圧が下がっていませんが？

救命士A：確かにそうですが、まだショックまでは至っていないのではないかと考えました。

F：緊急度はどうですか？

救命士A：緊急度、重症度、共に高いです。

F：了解しました。

救命士 B

> 喘息発作
> 呼吸困難
> 呼気終末時の高調性ラ音
> 外頸静脈の怒張

F：では症例を説明してください。

救命士B：本症例は喘息です。

F：なるほど。その根拠はなんですか？

救命士B：呼吸困難があり、呼気終末時の高調性ラ音、そして外頸静脈の怒張です。

F：なるほど。かなり胸腔内圧が亢進しているのですね。緊張性気胸ではないですか？

救命士B：はい。その場合は呼吸音の減弱、心電図の波形変位、心音減弱があり、まずバイタルがこの血圧と一致しないと考えます。

F：通常の自然気胸では？

救命士B：その場合は、呼吸音が減弱していますし、呼気終末時の高調性ラ音は聴こえにくいのではないかと考えました。

F：緊急度、重症度は？

救命士B：高いです。喘息の場合はこれが増悪して重積発作になれば、酸素化がより低下します。

F：了解しました。

診断

大項目：呼吸器疾患
中項目：呼吸困難
小項目：喘息

考察

■本症例の目標
喘息を疑うべき病歴や身体所見を知っておく。

臨床症状としては以下のことが挙げられる。
・呼吸困難
・喘息の既往
・呼気終末時に聴こえる高調性連続性雑音
・補助的な所見としては、胸腔内圧が高いために起こった外頸静脈の怒張

症状からある程度診断できることもあり、特に理学的所見や症状は喘息の診断において非常に重要。本症例は突然の呼吸困難。喘息の既往があり、呼気終末時に聴こえる高調性連続性雑音を伴うことより、喘息発作であることは容易に診断がつくであろう。補助的な所見としては胸腔内圧が高いためか、外頸静脈の怒張が観察されている。搬送に関しては呼吸が楽な体勢をとり、可能であれば吸入薬を確認して自己投与できるようであれば自分で行ってもらう。

■喘息の症状
喘鳴（ゼーゼー、ヒューヒューと呼吸時に聴こえることがある）、咳、息切れ、呼吸困難、胸部圧迫感、胸痛など。夜間や早朝に症状が出現し、無症状な時期を挟んで反復する。アトピー性皮膚炎の既往がある場合は診断の参考になる。

■喘息の診断
聴診による wheeze(笛声音)の聴取(特に呼気終末時)に気をつける。大きく息をするときに吸気よりも呼気を強くするようにしてもらい、呼気終末時に高調性のラ音(ヒュー、ピーッという音)に気をつける。通常の呼吸で wheeze が聴取されない場合、強制呼出といって力強く息を吐いてもらって聴診する。強制呼出で wheeze が聴取されたら診断的な意味がある。家族(両親、兄弟)に喘息があったり、アレルギー性鼻炎、花粉症、アトピー性皮膚炎の既往がある場合は診断の参考になる。

指導のポイント

①喘息の症状を観察できるか？
②呼吸音の所見を観察できるか？
の2点である。

呼気終末時に聴こえる高調性連続性雑音が聴かれることにより、診断できることを理解させる。特に"喘息の音"(wheeze)というのを記憶させるようにする。

外頸静脈の怒張をみて短絡的に緊張性気胸と診断する救命士もいる。しかし、緊張性気胸の場合は血圧の低下、呼吸音の減弱、心音の減弱など閉塞性ショックを呈することが多いことを理解させる。このときは、喘息と比較させることもよい学習法となる。

■胸部の聴診
胸部の聴診の仕方を実際に教育されていない救命士がみられる。
聴診には決まった方法はないが、以下が標準的なやり方であるので参考までに提示をしながら講義する。

■診察する旨を告げる
(1) 聴診器の適切な使用
聴診器を手で温める→膜型を使用→聴診器を胸壁に十分密着
(2) 前胸部の聴診
聴診は上肺野、下肺野十分に行う。口を軽く開けて呼吸させる
(a) 正常呼吸音について
聴取される部位を確認→音の大きさを確認→左右差を確認
(b) 副雑音について
聴取される部位→呼吸の位相との関係→副雑音の種類を確認

■よく聴取される呼吸法を確認
(3) 側胸部の聴診
左右とも上中下の3ヵ所
(4) 背部の聴診

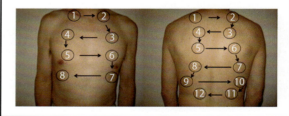

Column　POT 受講時のポイント①

POT は症例の疑似体験を目標としている。なるべく臨場感をもたせるために、時間を区切ってみると焦りが逆に体験している印象を強くする。1症例あたり10分以内が目安となり、タイムキーパーを置いて時間管理すると臨場感がアップする。

症例 14

Facilitator Training for POT (FTP)

難易度 **B**

■傷病者情報

覚　知	午前8時40分
傷病者	70歳　男性
主　訴	呼吸困難
通報者	介護職員
現　場	東京都世田谷区

介護職員からの救急要請。布団の上で苦しそうな傷病者がいるとのこと。昨日は早めに寝たらしいが、それ以外に変わったことはなかったとのこと。普段から咳嗽、喀痰が多かった。動くと苦しがることも多かった。起床時の頭痛をよく言っていた。以前は炭鉱で働いていたらしい。

Q：本症例の疾患は何？

傷病者の外見・身体所見

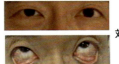
対光反射：正常

全体的に青ざめている

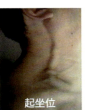
起坐位

軟らかい。特に痛いところはない。皮膚は全体的に冷たい

呼びかけ・痛み刺激に反応はある。咳き込んで会話ができない

胸　部：苦しそうに息をしている
心　音：正常
呼吸音：24回/分　呼気延長・頻回の咳
背　中：異常なし・冷たい

[体位による変動]

	血圧	心拍数	SpO2
仰臥位	130/80	100	92
下肢挙上	130/80	100	92
起坐位	130/80	100	92

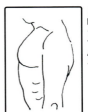
ヒューという音が呼気の最後に聴診される。吸気時に下部肋間部が胸膜側（内側）へ陥没する。頻回の咳

リフィリングタイム：2秒
体温：36.9℃

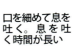
口を細めて息を吐く。息を吐く時間が長い

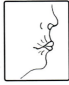

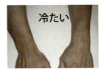
冷たい

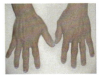
指先の拡大図
180°以上
腫大

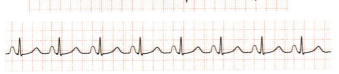
12誘導心電図

鑑別のポイント

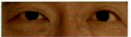
対光反射：正常
貧血（−）
黄疸（−）

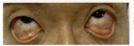

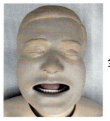
全体に青ざめている

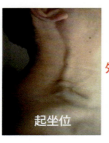
外頸静脈の怒張
起坐位

	血圧	心拍数	SpO2
仰臥位	130/80	100	92
下肢挙上	130/80	100	92
起坐位	130/80	100	92

低酸素

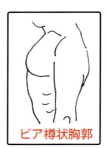
ビア樽状胸郭

ヒューという音が呼気の最後に聴診される。吸気時に下部肋間部が胸膜側（内側）へ陥没する。頻回の咳（フーヴァー徴候）

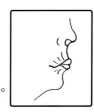
口を細めて息を吐く。
息を吐く時間が長い

呼びかけ・痛み刺激に反応はある。咳き込んで会話ができない

軟らかい。特に痛いところはない。皮膚は全体的に冷たい

胸　部：苦しそうに息をしている
心　音：正常
呼吸音：24回/分　呼気延長・頻回の咳
背　中：異常なし・冷たい

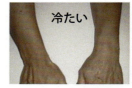
冷たい

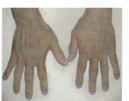

リフィリングタイム：2秒
体温：36.9℃

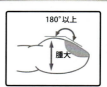
指先の拡大図
ばち指
180°以上
腫大

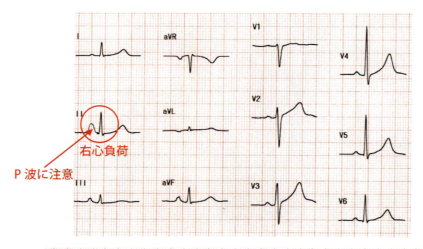
12誘導心電図
右心負荷
P波に注意

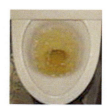
尿：所見なし

講義の進め方

[ホワイトボード 救命士A]
```
COPD
呼吸困難
外頸静脈の怒張
口すぼめ呼吸
ビア樽状胸郭
ばち指
```

[ホワイトボード 救命士B]
```
COPD急性増悪
呼吸困難 (SpO₂ 92)
呼気終末時の高調性ラ音
外頸静脈の怒張
口すぼめ呼吸
ビア樽状胸郭
ばち指
呼吸パターンの異常→吸気時に
下部肋間部が胸膜側(内側)
へ陥没する
炭鉱での労働歴 (じん肺)
```

救命士A

F：では症例を説明してください。

救命士A：本症例はCOPDです。観察される所見は、
・呼吸困難
・外頸静脈の怒張
・口すぼめ呼吸
・ビア樽状胸郭
・ばち指
です。

F：なるほど。ほかにはないですか？

救命士A：呼吸音が高い音です。

F：喘息ということでしょうか？

救命士A：いや、そうではないと思いますが。

F：外頸静脈の怒張があるということですが、閉塞性のショックですか？

救命士A：いえ、ショックではありません。胸腔圧が高くなっているのではないかと考えます。

F：緊急度が高いんですね。

救命士A：緊急度、重症度、共に高いです。

F：了解しました。

救命士B

F：では症例を説明してください。

救命士B：本症例はCOPDの急性増悪です。

F：なるほど。その根拠はなんですか？

救命士B：まず、病態としては呼吸困難 (SpO₂ 92)、呼気終末時の高調性ラ音が聴こえます。観察される所見としては、外頸静脈の怒張、口すぼめ呼吸、ビア樽状胸郭、ばち指、呼吸パターンの異常→吸気時に下部肋間部が胸膜側 (内側へ陥没するなどが挙げられます。炭鉱での労働歴 (じん肺) も参考になると思います。

F：なるほど。胸腔内圧が亢進しているのですか？つまり緊張性気胸とかではないですか？

救命士B：いいえ、その場合は呼吸音の減弱、心電図の波形変位、心音減弱があり、まずバイタルがこの血圧は一致しないと考えます。

F：心電図は正常ですか？

救命士B：COPDでは肺性P波がみられます。この症例でははっきりしませんが、若干P波が大きいのではないかと思います。

F：緊急度、重症度は？

救命士B：高いです。

F：搬送で注意することは？

救命士B：酸素投与で呼吸が停止する危険性があります。そこを注意すべきです。

診断

大項目：呼吸器疾患
中項目：呼吸困難
小項目：COPD

考察

■本症例の目標
　COPDを疑うべき病歴や身体所見を知っておく。

　臨床症状としては、
・喘鳴、肺の過膨張、胸郭の前後直径の増大（樽状胸）
・低酸素症（ばち指）、口すぼめ呼吸、チアノーゼ
・下部肋間腔の奇異吸気（フーヴァー徴候）を伴った補助筋の使用
・肺性P波（Ⅱ、Ⅲ、aV_FやV_1誘導の2.5mm以上のP波、V_1では時に陰性化）
のことが挙げられる。
　COPDは数年かけて発症および進行する。咳嗽、喀痰、労作性呼吸困難などの臨床症状がある場合や、喫煙歴など危険因子を有する中高年者であれば、COPDを常に疑うべきである。タバコを20年間20本/日以上吸っていた40歳代および50歳代の場合は、通常、湿性咳が最初の徴候である。やがて進行性、持続性、労作性の呼吸困難、または呼吸器感染で増悪する呼吸困難が、50歳後半に達する頃までに出現する。
　症状は、喫煙を継続し、生涯におけるタバコへの曝露が多い人では、一般に進行が速い。起床時の頭痛は、さらに進行した疾患で生じ、夜間の高炭酸ガス血症または低酸素血症を示唆する。
　急性増悪はCOPDの経過の中に散発的に起こり、予兆は症状の重症化である。増悪の具体的な原因を特定することはほとんどの場合不可能であるが、増悪はしばしばウイルス性の上気道感染や急性の細菌性気管支炎が原因となる。COPDが進行すると急性増悪はより頻回となる傾向があり、平均して約3エピソード/年となる。急性増悪が起きる患者では、増悪再燃の可能性がはるかに高くなる。

（参考文献：日本呼吸器学会 COPD(慢性閉塞性肺疾患)診断と治療のためのガイドライン．第3版, pp37-40, メディカルレビュー社, 東京, 2009）

指導のポイント

・COPDの症状を観察できるか？
である。

　COPDの臨床所見としては、
・喘鳴
・心音および肺音の減弱として現れる肺の過膨張、および胸郭の前後直径の増大（樽状胸）
・進行した肺気腫患者は、体重が減少し、活動低下による筋肉の萎縮
・慢性的な低酸素症（ばち指）
・口すぼめ呼吸、下部肋間腔の奇異吸気（フーヴァー徴候）を伴った補助筋の使用およびチアノーゼ
・肺性心の徴候：頸部の静脈拡張；肺動脈成分の亢進を伴う第2心音の分裂；三尖弁閉鎖不全の雑音；末梢浮腫（COPDでは肺が過膨張しているため、右室の外側への拡大は稀である）
・自然気胸（ブラの破裂によってよく起こり、肺の状態が突然悪化したCOPD患者では疑われる）
などが観察される。COPDという診断はほぼ問題なく回答するであろう。ファシリテーターはCOPDの理学的所見を1つずつ考えながら、この症例から漏れなく挙げることができるように質問する。
　また、12誘導心電図で肺性P波を読み取ることができるように指導する。

《フーバー徴候 (Hoover's sign)》
　横隔膜の動きが制限されているときに呼吸補助筋で呼吸運動を行おうとするもの。吸気時に下部肋間部が胸膜側（内側）へ陥没する。

Column　POT受講時のポイント②

　POTを受講する際にはなるべく食べながら、飲みながら（もちろんアルコールはダメですが）を勧めています。理由は、リラックス効果と記憶効果が期待できるからです。自由な発想はリラックスした精神的な余裕がないとできません。やってみてはいかがでしょうか？

症例 15
Facilitator Training for POT (FTP)

難易度 A

■傷病者情報

覚　知	午後2時35分
傷病者	18歳　男性
主　訴	呼吸困難
通報者	学校養護教員
現　場	神奈川県立A高校

身長180cm以上あるバレー部の選手。突然の胸の痛みを自覚。"息ができない"と呼吸困難感に襲われて学校保健室へ。そこで、若干パニック気味になり救急搬送依頼。既往歴は特記すべきことはなし。1ヵ月ほど前に風邪をこじらせていた。救急隊現着時には意識清明で、呼吸困難感を訴えていたが、会話は可能であった。

Q：本症例の疾患は何？

傷病者の外見・身体所見

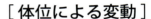
対光反射：正常

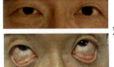
全体的に青ざめている

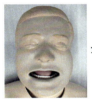
仰臥位

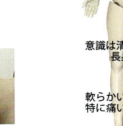
意識は清明、会話は可能
長身でやせ型
軟らかい
特に痛いところはない

[体位による変動]

	血圧	心拍数	SpO₂
仰臥位	120/68	100	96
下肢挙上	128/70	100	96
起坐位	116/66	100	96

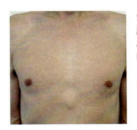

外　見：異常はなし
胸　部：苦しそうに息をしている
心　音：正常
呼吸音：24回/分　正常
　　　　左が小さい
背　中：異常なし・やや冷たい

リフィリングタイム：1秒
体温：36.4℃

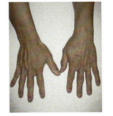
やや冷たい　やや乾燥

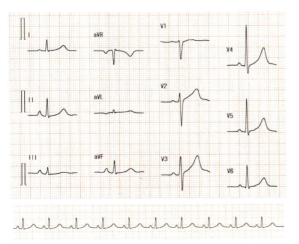
12誘導心電図

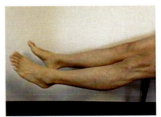
下肢は問題なく動かしていた

鑑別のポイント

長身。突然の胸の痛みを自覚。"息ができない"と呼吸困難感に襲われて学校保健室へ。そこで、若干パニック気味になり救急搬送依頼。

	血圧	心拍数	SpO2
仰臥位	120/68	100	96
下肢挙上	128/70	100	96
起坐位	116/66	100	96

少し心拍数が↑

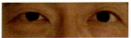
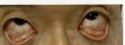

対光反射：正常
貧血（−）
黄疸（−）

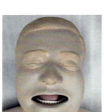
全体に青ざめている

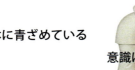
仰臥位
外頸静脈怒張（−）

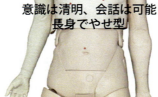
意識は清明、会話は可能
長身でやせ型
軟らかい。特に痛いところはない

外　見：異常はなし
胸　部：苦しそうに息をしている
心　音：正常
呼吸音：24回/分　正常
　　　　左が小さい
背　中：異常なし・やや冷たい

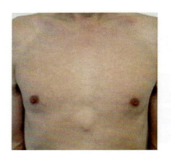

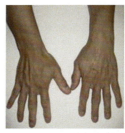
やや冷たい　やや乾燥

リフィリングタイム：1秒
体温：36.4℃

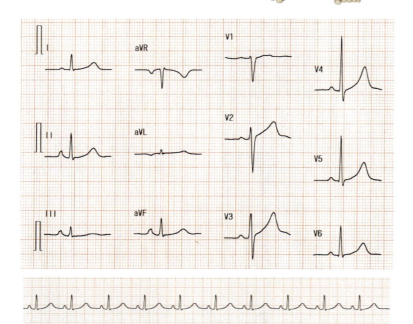
12誘導心電図

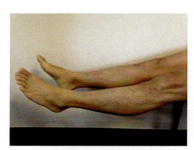
下肢は問題なく動かしていた

尿：所見なし

講義の進め方

【ホワイトボード 救命士A】
自然気胸

呼吸困難
突然の胸痛

【ホワイトボード 救命士B】
自然気胸
呼吸困難
左右差のある呼吸音
長身のやせ型体型

救命士A

F：では症例を説明してください。

救命士A：本症例は自然気胸です。観察される所見は呼吸困難、突然の胸痛です。

F：なるほど。ほかにはないですか？

救命士A：呼吸音の左右差があります。

F：それはどういうことでしょうか？

救命士A：聴こえ方が違うので、何かの原因があると考えられます。

F：ほかはないですか？

救命士A：ほかはほとんど正常です。

F：緊急度が高いのですか？

救命士A：中程度ではないかと。

F：了解しました。

救命士B

F：では症例を説明してください。

救命士B：本症例は自然気胸です。

F：なるほど。その根拠はなんですか？

救命士B：まず、病態としては呼吸困難、左右差のある呼吸音が聴こえます。観察される所見としては、長身のやせ型体型などが挙げられます。

F：なるほど。ほかに何かありませんか？

救命士B：特にバイタルや所見に異常はありません。

F：では診断に必要なのは？

救命士B：呼吸音の聴診所見だけではないかと思います。

F：緊急度、重症度は？

救命士B：現段階では緊急度、重症度はそう高くないと判断します。

F：搬送で注意することは？

救命士B：自然気胸が緊張性気胸にならないとは限らないので、そこを注意して搬送したいと考えます。

診断

大項目：呼吸器疾患
中項目：気胸
小項目：自然気胸

考察

■本症例の目標
　自然気胸を疑うべき病歴や身体所見を知っておく。

　臨床症状としては以下のことが挙げられる。
・突然の胸痛
・呼吸困難
・片肺の呼吸音の消失

　気胸は、胸壁から、横隔膜を通して腹部から、また肺や縦隔臓器を通してなど、気体が胸腔に侵入することにより生じる。この気体が肺や縦隔を圧迫することにより症状が出現する。一般的に気胸の場合は、肺になんらかの原因で穴があき空気が漏れて生じるものと考えてよい。肺に穴があくような明らかな要因もなく突然生じる自然気胸と事故や中心静脈穿刺(医原性)などで肺が傷ついて生じる外傷性気胸に分かれる。
　さらに自然気胸は、肺に明らかな基礎疾患がないやせ型(背の高くひょろっとした体型)の男性で20歳前後に発症のピークをもつ原発性と、肺気腫などの基礎疾患があり60歳前後にピークをもつ続発性に分類される。狭義の気胸は、原発性と続発性の自然気胸を指す。
　肺のブラ(肺胞の一部が嚢胞化)やブレブ(臓側胸膜内にできた嚢胞)が破裂して生じることが多い。そしてこれらは肺の頭側(肺尖)にできやすい。
　これらが発生する原因として、喫煙による末梢気道の炎症や、成長期において胸郭の成長速度に肺・胸膜が追いつかず胸腔の陰圧によって脆弱な部分に生じる損傷などが考えられているが、家系内の発症パターンよりFBN1遺伝子の異常などの関与も最近報告されている。こうして生じたブラ、ブレブになんらかの原因で圧がかかり破裂する。一方、一部にはブラ、ブレブの存在が証明されない気胸が認められ、異常な胸膜の穴が存在するともいわれている(森正一：http://www.mymed.jp/di/ttt.htmlを改変)。

指導のポイント

・気胸の症状を観察できるか？
である。

　症例は自然気胸であることを判断するのは容易であろう。ファシリテーターは自然気胸の観察のポイントを救命士に考えさせることが必要である。
　特に理学的所見としては、X線撮影ができない場合は、呼吸音の減弱が有力な所見である。現場ではさまざまな雑音などがあり、聴き取りにくい可能性もある。普段から正常呼吸音がどのようなものなのかを確認する重要性を意識させるように、ディスカッションを行うようにする。
　自然気胸の観察のポイントは、
①空咳、②胸痛、③息切れ、④呼吸困難、⑤動悸などが突然生じる
である。

■他覚症状
　発症側での呼吸音の減弱、胸郭の動き、左右差、打診で鼓音。

■搬送のポイント
　酸素投与と呼吸観察が基本である。緊張性気胸になるとショックに陥る危険性が高いので、バイタルの変動には十分に気をつける。

Column　POT受講時のポイント③

　POTを受講すると、受講したという感想だけが残ってなかなか自宅で復習するということに結びつかない。ファシリテーターが行わなければならないのは、この復習を促すことである。
　講義をするときにはなるべくノートはとらないようにするのが1つの方法である。POTには症例ごとに資料が販売されている。これをなるべく使用してもらうと意外に復習をするようになる。人間はなかなか勉強しない動物であるということも教えてほしい1つである。

症例 16

Facilitator Training for POT (FTP)

難易度 C

■傷病者情報

覚　知　午前8時40分
傷病者　70歳　男性
主　訴　呼吸困難
通報者　介護職員
現　場　東京都世田谷区

介護職員からの救急要請。布団の上で苦しそうな傷病者がいるとのこと。寝たきりで要介護3である。昨日は早めに寝たらしいが、それ以外に変わったことはなかったとのこと。普段から咳嗽、喀痰が多かった。今日も8時に朝食を摂ったときに少しむせたりはしたが、そのほかは特に異常はなかった。傷病者は長年炭鉱に勤務して、呼吸器が弱かったとのこと。

Q：本症例の疾患は何？

傷病者の外見・身体所見

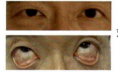
対光反射：正常

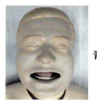
青ざめている

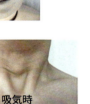
吸気時
起坐位

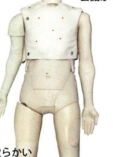
呼びかけ・痛み刺激に反応はある。咳き込んで会話ができない

軟らかい
特に痛いところはない
皮膚は全体的に冷たい
下肢：問題なく動かしていた
背中：異常なし・やや冷たい

[体位による変動]

	血圧	心拍数	SpO$_2$
仰臥位	130/80	100	92
下肢挙上	130/80	100	92
起坐位	130/80	100	92

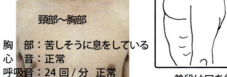
頸部〜胸部
胸　部：苦しそうに息をしている
心　音：正常
呼吸音：24回/分　正常

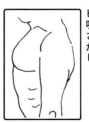
ヒューという音が吸気時に強く聴診される。吸気時間が延びている。苦しそうである

普段は口を細めて息を吐く。息を吐く時間が長い

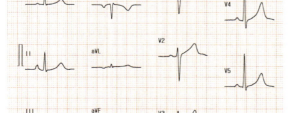
12誘導心電図

リフィリングタイム：2秒
体温：36.9℃

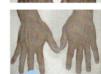
冷たい

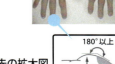

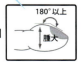
指先の拡大図
180°以上　腫大

鑑別のポイント

布団の上で苦しそうな傷病者がいるとのこと。寝たきりで要介護3である。朝食を摂ったときに少しむせたりはしたが、そのほかは特に異常はなかった。

	血圧	心拍数	SpO2
仰臥位	130/80	100	92
下肢挙上	130/80	100	92
起坐位	130/80	100	92

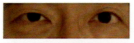

対光反射：正常
貧血（－）
黄疸（－）

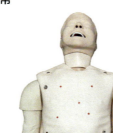

呼びかけ・痛み刺激に反応はある。咳き込んで会話ができない

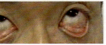

青ざめている

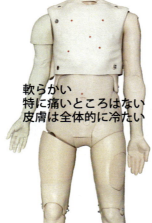

軟らかい
特に痛いところはない
皮膚は全体的に冷たい

頸部〜胸部
胸　部：苦しそうに息をしている
心　音：正常
呼吸音：24回/分　正常
COPDが病態の基本にある

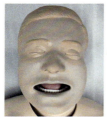

吸気時
起坐位
吸気時のへこみ

気道の狭窄や閉塞では強い呼吸困難状態の際、傷病者は頸部の呼吸補助筋を使った非常に苦しそうな呼吸（胸鎖乳突筋の周囲は吸気時にへこみ、筋肉は反対に浮き上がって見える）を呈する。

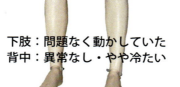

下肢：問題なく動かしていた
背中：異常なし・やや冷たい

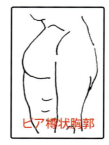

ヒューという音が吸気時に強く聴診される。吸気時間が延びている。苦しそうである
（ストライダー）

ビア樽状胸郭

普段は口を細めて息を吐く。息を吐く時間が長い
（これはCOPDの所見）

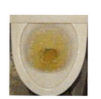

リフィリングタイム：2秒
体温：36.9℃

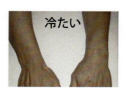

冷たい

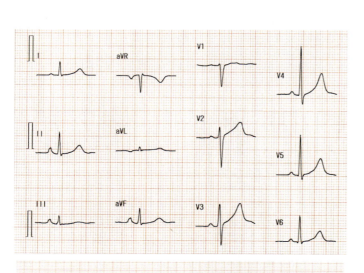

12誘導心電図

尿：所見なし

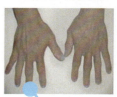

ばち指
180°以上
腫大

指先の拡大図

講義の進め方

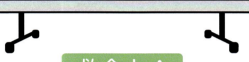

救命士A

F：では症例を説明してください。

救命士A：本症例はCOPD(慢性閉塞性肺疾患)の急性増悪です。観察される所見はビア樽状胸郭、ばち指、口すぼめ呼吸です。

F：なるほど何かの原因によって、COPDが増悪したわけですね？

救命士A：はい。

F：呼吸音はどうでしたか？

救命士A：苦しそうですが、高調性の雑音がします。

F：高調性のラ音は何がありますか？

救命士A：喘息やCOPDです。

F：なるほど。場所はどうですか？

救命士A：今回は頸部から胸部です。

F：それは肺野ではないですね。

救命士A：はい。

F：COPD、喘息にしろ肺野が主体ではないでしょうか？

救命士A：そうですね。

F：ありがとうございました。

救命士B

F：では症例を説明してください。

救命士B：本症例は上気道異物です。またはなんらかの原因による上気道の閉塞です。

F：なるほど。その根拠はなんですか？

救命士B：まず、呼吸困難ですが、呼吸音が頸部〜胸部のストライダーを伴う上気道に抵抗感がある呼吸パターンです。基礎疾患ではCOPDは存在すると考えられます。ビア樽状胸郭、ばち指、口すぼめ呼吸など明らかにCOPDは存在します。

F：なるほど。では決め手はなんですか。

救命士B：呼吸音です。

F：それだけですか？

救命士B：呼吸音の聴診所見だけでなく、呼吸のパターンです。頸部の筋肉の使い方なども所見としては有用です。

F：緊急度、重症度は？

救命士B：現段階では緊急度、重症度は高くないと判断します。しかし、注意深くなおかつ早期の搬送が望ましいです。

F：搬送で注意することは？

救命士B：上気道異物の原因はさまざまです。アレルギーなどは時間経過ごとに症状は悪化すると考えられます。搬送に関しては体位や時間経過などをしっかり管理すべきだと思います。可能であれば口腔内の観察をしっかりして、異物があれば取り除きたいです。

F：ありがとうございました。

診断

大項目：呼吸器疾患
中項目：呼吸困難
小項目：上気道閉塞

考察

■本症例の目標
　上気道異物を疑うべき病歴や身体所見を知っておく。

　臨床症状として、
・食後の呼吸困難
・呼吸運動異常(胸鎖乳突筋の周囲は吸気時にへこみ、筋肉は反対に浮き上がって見える)
・ストライダーの聴取
が挙げられる。

　症例はCOPDの寝たきりの傷病者が食事を契機に上気道の閉塞をきたした症例である。原因は不明であるが、異物やアナフィラキシーなども考慮しなければいけない。基礎的な疾患は症例14にも述べてあるCOPDである。これに囚われた観察をすると、症例の問題である上気道異物の存在に気がつきにくい。この鑑別は呼吸音で、COPDの場合はWheezesが主体であり、感染があれば肺野を中心とした断続性なラ音になる。今回は頸部から胸部にかかる気道狭窄音(Stridor)が判断できれば上気道異物を想定できる。

<発症様式で予想ができる>
　原因によって上気道異物の発症の仕方が急激で閉塞状態が一瞬にして完成する場合と、徐々に増悪していく場合がある。異物窒息は一瞬にして閉塞が完成するのに対し、アナフィラキシーや喉頭蓋炎では分単位での病態進展がみられる。気管腫瘍は徐々に増大するので、一定の期間狭窄症状を繰り返しながら増悪する。

<発症前の状況を確認せよ>
　食事中に元気に会話していた人が突然呼吸困難を生じたら、異物による窒息を疑う(高齢者のこんにゃくゼリーによる窒息は有名である)。
　アナフィラキシーでは、食事や蜂刺しなどの原因曝露後15〜30分で発症し、ほかのアレルギー症状を伴いながら徐々に閉塞感が増悪する。
　気道の狭窄や閉塞では強い呼吸困難状態を呈して、傷病者は頸部の呼吸補助筋を使った非常に苦しそうな呼吸(胸鎖乳突筋の周囲は吸気時にへこみ、筋肉は反対に浮き上がって見える)を呈する。
　吸気・呼気時の狭窄音が聴かれ、時に聴診器を使用しなくても傷病者から離れた位置でも聴取できることがある。これは気管支喘息などの下気道狭窄ではあまりみられない所見である。
　特に上部気道狭窄の特徴として、吸気時に気道狭窄音(Stridor)が聴かれることが多い。吸気時間は延長している。

　アナフィラキシーでは上気道狭窄に加え喘息と同様の下気道の狭窄を生じて呼気延長を伴うWheezesも聴かれることがある。全身が紅潮し蕁麻疹が出現していることもある[1) 2)]。

指導のポイント

・上気道異物の症状を観察できるか？
である。

① 症例が上気道異物であることを判断するのは、COPDに注意が行き過ぎていると想定できないかも知れない。ファシリテーターは上気道異物の観察のポイントを救命士に考えさせることが必要である。特に今回の場合はCOPDの急性増悪との鑑別が大事である。
② Stridorは呼吸音分類では定義されていないが、これも単一の連続性ラ音が吸気時に発生する気道狭窄音で、音の高さは定義されていない。
③ 上気道閉塞に伴う呼吸時の狭窄音が聴かれ、時に聴診器を使用しなくても傷病者から離れた位置でも聴取できることがある(気管支喘息などの下気道狭窄ではあまりみられない所見である)。
④ 特に上部気道狭窄の特徴として吸気時にが聴かれることが多い(吸気時間は延長している)。

　ファシリテーターはWheezes、感染があれば肺野を中心とした断続性なラ音、Stridorの鑑別をシミュレーターを用いて実際に音を聴かせて、救命士に鑑別する耳をもつように講義する。

[呼吸音の分類]

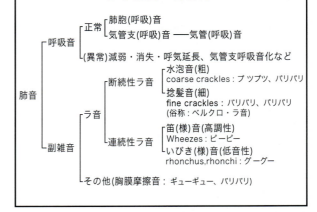

参考文献
1) 寺沢秀一：内科医が知っておくべき救急医療 3. 呼吸困難を訴える患者をどう扱うか. 日内会誌 97(9)：2192-2197, 2008.
2) 阿南英明：呼吸困難；窒息，その他上部気道閉塞. 日内会誌 99(6)：1363-1365, 2010.

症例 17
Facilitator Training for POT (FTP)

難易度 B

■傷病者情報

覚　知	午後2時35分
傷病者	40歳　男性
主　訴	呼吸困難
通報者	警備員
現　場	○○県○○郡 自動車部品工場

呼吸困難感で救急搬送依頼。既往歴は特記すべきことなし。
喫煙係数：20本20年(5年前に禁煙)
午後2時34分：前日に出現した安静時呼吸困難感が増悪してきたため、救急隊を要請した。
午後2時41分：救急隊現着時には意識清明あり、呼吸困難感を訴えていたが、会話は不能であった。
病院受け入れ要請中に状態悪化し、午後2時57分、搬送中に意識消失。

Q：本症例の疾患は何？

傷病者の外見・身体所見

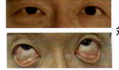
対光反射：正常

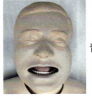
青ざめている

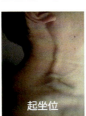
起坐位

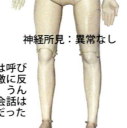
軟らかい。特に痛いところはない
神経所見：異常なし
意識消失までは呼びかけ・痛み刺激に反応はあったが、うんと頷く程度。会話はできない状態だった

[体位による変動]

	血圧	心拍数	SpO2
仰臥位	60/不明	140	測定不能
下肢挙上	60/不明	140	測定不能
起坐位	60/不明	140	測定不能

胸　部：苦しそうに息をしている
心　音：音が小さい
呼吸音：30回/分　右の方が呼吸音が大きい。左は聴こえない
背　中：異常なし・やや冷たい

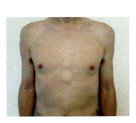

リフィリングタイム：3秒
体温：36.4℃

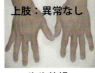
上肢：異常なし
やや乾燥

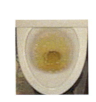

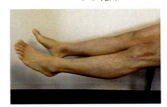
下肢は問題なく動かしていた

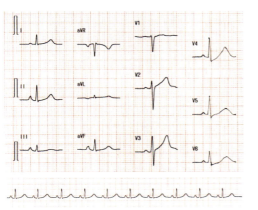
12誘導心電図

鑑別のポイント

午後2時34分：前日に出現した安静時呼吸困難感が増悪してきたため、救急隊を要請した。
午後2時41分：救急隊現着時には意識清明であり呼吸困難感を訴えていたが会話は不能であった。
病院受け入れ要請中に状態悪化し、午後2時57分、搬送中に意識消失。

	血圧	心拍数	SpO2
仰臥位	60/不明	140	測定不能
下肢挙上	60/不明	140	測定不能
起坐位	60/不明	140	測定不能

ショック

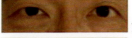
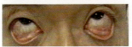

対光反射：正常
貧血（－）
黄疸（－）

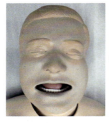

青ざめている

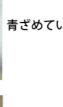

起坐位

外頸静脈の怒張

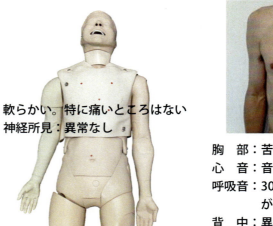

軟らかい。特に痛いところはない
神経所見：異常なし

意識消失までは呼びかけ・痛み刺激に反応はあったが、うんと頷く程度。会話はできない状態だった

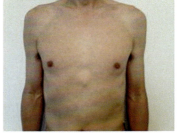

胸　部：苦しそうに息をしている
心　音：音が小さい
呼吸音：30回/分　右の方が呼吸音が大きい。左は聴こえない
背　中：異常なし・やや冷たい

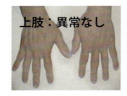

上肢：異常なし

やや乾燥

リフィリングタイム：3秒
体温：36.4℃

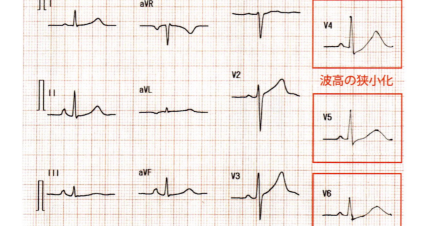

波高の狭小化

12誘導心電図

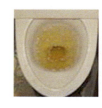

下肢は問題なく動かしていた

尿：所見なし

講義の進め方

```
肺動脈血栓症（肺梗塞）

呼吸困難
呼吸音の左右差
外頸静脈の怒張
ショックバイタル
```

```
閉塞性ショック（緊張性気胸）
呼吸困難

閉塞性ショック
外頸静脈の怒張
心音の減弱
胸部誘導の狭小化
呼吸音の左右差
```

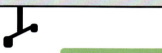

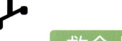

F：では症例を説明してください。

救命士A：本症例は肺動脈血栓症（肺梗塞）です。観察される所見は呼吸困難、呼吸音の左右差、ショックバイタル、外頸静脈の怒張です。

F：なるほど。ほかはないですか？

救命士A：なかったです。

F：呼吸音はどうでしたか？

救命士A：苦しそうですが、左右差はあります。

F：左右差がある場合は、自然気胸や無気肺もありますね。それらの違いはなんですか？

救命士A：外頸静脈の怒張が、この2つにはないと思います。

F：肺動脈血栓症（肺梗塞）で、右の肺に特異的に詰まったということですね。なるほど。緊急度、重症度はどうですか？

救命士A：高いです。

F：搬送先はどうしますか？

救命士A：溶解療法が可能な病院へ運びます。

F：ありがとうございました。

F：では症例を説明してください。

救命士B：本症例は閉塞性ショックです。

F：なるほど。その根拠はなんですか？

救命士B：まず、呼吸困難です。閉塞性ショックを裏づける所見は外頸静脈の怒張、心音の減弱、胸部誘導の狭小化、呼吸音の左右差です。

F：なるほど。肺動脈血栓症（肺梗塞）も似たような所見がありますよね。

救命士B：呼吸音がこのように変化するとは思えませんし、心電図や心音も閉塞性ショックを強く疑わせる所見です。

F：緊急度、重症度は？

救命士B：現段階では緊急度、重症度は極めて高いと判断します。

F：搬送で注意することは？

救命士B：心停止に陥る前になんとか脱気ができるところへ運びたいです。もし、遠隔地ならドクターヘリの要請も考えたいです。

F：ありがとうございました。

診断

大項目：呼吸器疾患
中項目：気胸
小項目：緊張性気胸

考察

■本症例の目標
　緊張性気胸を疑うべき病歴や身体所見を知っておく。

　臨床症状としては、
・片肺の呼吸音の消失
・外頸静脈の怒張（胸腔内圧の上昇）
・ショックバイタル
・12誘導心電図の胸部誘導の変化
が挙げられる。

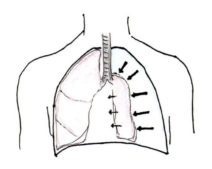

　病態としては、胸膜腔内圧が進行性に上昇→呼吸周期の間ずっと陽圧→肺が虚脱→縦隔が移動→心臓への静脈還流が損なわれる→閉塞性ショック、というように進行する。
　緊張性気胸は、胸膜腔内圧が進行性に上昇し、呼吸周期の間ずっと陽圧になり、肺が虚脱し、縦隔が移動して、心臓への静脈還流が損なわれるレベルの内圧まで上昇することに起因する。適切な治療を行わなければ、障害された静脈還流は全身性低血圧および数分以内に心肺停止を引き起こすことがある。

　緊張性気胸の起こりうる状況としては以下が考えられる。
①気管挿管で管理中の呼吸器管理患者
②外傷患者：胸部創傷が一方向性の弁として働き、吸気に伴って胸膜腔内に空気を閉じ込め、胸膜腔内の空気量が増えていく。外傷時は観察を怠らないことが大切である。
③心肺蘇生患者
④喘息や慢性閉塞性肺疾患(COPD)の急性増悪
⑤非侵襲的呼吸器管理患者
⑥チェストチューブの閉塞・クランプ・誤留などが起こりやすい
　特に、外傷による心肺停止状態や陽圧換気開始直後のショックでは、まず鑑別すべきである[1]。

指導のポイント

①緊張性気胸の病態が把握できるか？
②閉塞性ショックを診断できるか？
である。

　外頸静脈怒張の所見やショックバイタルから何を考えるかであるが、多くの救命士は外頸静脈の怒張をみて単純に閉塞性ショック、緊張性気胸と想定することが多い。しかし、閉塞性ショックには肺梗塞、心タンポナーデ、緊張性気胸といくつかの原因があり、これを論理的に説明できるかどうかが大事である。
　ファシリテーターは閉塞性ショックと鑑別したら、どうして緊張性気胸と診断したのか？肺梗塞や心タンポナーデなど他の原因ではいけないのかを聞いていく。特に、心電図の変化(胸部誘導)や胸部の心音、呼吸音の減弱などをしっかりと把握させることも重要である。
　また、救命士として重要なのは単に3次救急に搬送するだけではなく、脱気ができるようにするにはどうしたらよいかを考察させる。搬送に関する質問は必ず行う。

　本症例の処置に関しては、
・酸素投与と脱気がすべてである（胸壁に穴を開けることが一番の治療）。
・搬送中に脱気が可能な病院がある場合は、そちらへ搬送を優先することも考慮すべきである。
・陽圧換気は症状を増悪させる危険が高いため、人工呼吸器による呼吸管理中は十分注意する。
などは確実にディスカッションの中で盛り込むようにする。

参考文献
1) メルクマニュアル18版 日本語版 http://merckmanual.jp/mmpej/sec05/ch060/ch060g.html

---

Column　POT受講時のポイント④

　POTに限らず3～4時間に及ぶ講習会はどうしても集中力が低下する。低下を防止するためにも講義にはジョークや"笑い"を取り入れるようにしている。これらはほとんどインターネットでネタを探すのであるが、1つか2つあっただけで印象がかなり変わるようである。お試しあれ。

症例 18
Facilitator Training for POT (FTP)

難易度 A

■傷病者情報

覚　知	午前8時40分
傷病者	70歳　男性
主　訴	発熱
通報者	介護施設臨時職員
現　場	○○県○○郡　介護施設

介護施設からの救急要請。朝、食事の時間になっても起きて来ないために、臨時職員が部屋(個室)を覗いたとき、布団の上で苦しそうな傷病者を発見。数年前に脳梗塞を起こしたが、今は神経学的な障害はないそうである(要介護1)。2～3日前から風邪をこじらせていて、持参している漢方薬を服用していた。昨晩は咳以外の症状の訴えはなく、夜10時前後には少し寒いといって就寝した。途中にトイレに起きた様子はあったようだが（隣部屋の話）。それ以外に変わったことはなかったと前日の担当職員から引き継ぎの報告を受けていた。

Q：本症例の疾患は何？

傷病者の外見・身体所見

対光反射：正常

紅潮している

痛みなし、硬いところはなし、皮膚は温かい

神経所見：異常なし

呼びかけ・痛み刺激に反応はあるが、うんと頷く程度。会話はできない

仰臥位

[体位による変動]

	血圧	心拍数	SpO₂
仰臥位	80/40	120	96
下肢挙上	80/60	110	96
起坐位	70/30	130	96

胸　部：苦しそうに息をしている
心　音：音が小さい
呼吸音：24回/分　頻回の咳・痰(血液が混じっている)

熱感あり
低調性のラ音
低調性のラ音

リフィリングタイム：3秒
体温：38.4℃

熱感あり

12誘導心電図

鑑別のポイント

2〜3日前から風邪をこじらせていて、持参している漢方薬を服用していた。昨晩は咳以外の症状の訴えはなく、夜10時前後には少し寒いといって就寝した。

[体位による変動]

	血圧	心拍数	SpO2
仰臥位	80/40	120	96
下肢挙上	80/60	110	96
起坐位	70/30	130	96

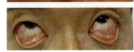
対光反射：正常
貧血（−）
黄疸（−）

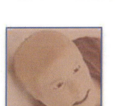
紅潮している

胸 部：苦しそうに息をしている
心 音：音が小さい
呼吸音：24回/分 頻回の咳・痰（血液が混じっている）

痛みなし、硬いところはなし、皮膚は温かい
神経所見：異常なし

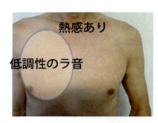
熱感あり
低調性のラ音

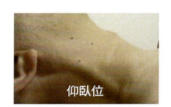
仰臥位

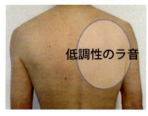
低調性のラ音

呼びかけ・痛み刺激に反応はあるが、うんと頷く程度。会話はできない

リフィリングタイム：3秒
体温：38.4℃

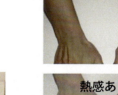

尿：所見なし

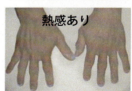
熱感あり
末梢血管の拡張

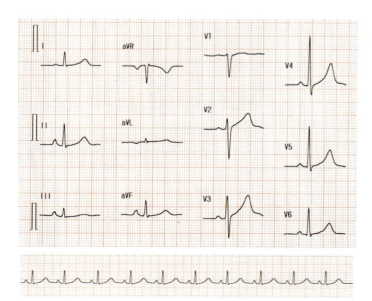
12誘導心電図

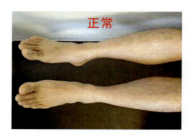
正常

講義の進め方

救命士A のホワイトボード:
肺炎
呼吸困難
咳・痰
熱発

救命士B のホワイトボード:
敗血症性ショック（肺炎による）
呼吸困難・熱発・痰（膿性?）・咳
右の肺野のラ音（低調性）
敗血症性ショック
→ショックバイタル
　末梢血管の拡張

救命士A

F：では症例を説明してください。

救命士A：本症例は肺炎です。観察される所見は呼吸困難、熱発、痰、咳です。

F：なるほど。ほかはないですか？

救命士A：呼吸音です。

F：呼吸音はどうでしたか？

救命士A：苦しそうですが、左右差はあります。

F：左右差はどんな感じですか？

救命士A：はっきりといえないんですが。

F：呼吸音の性状を説明するのはなかなか難しいですね。

救命士A：確かに右と左の差はわかりますが、どのような音という質問には答えられないことが多いです。

F：バイタルは？

救命士A：ショックです。

F：どんな種類のショックですか？

救命士A：熱もあるので脱水ではないかと思います。

F：では輸液が有効な手段ですね。

救命士A：はい。

F：ありがとうございました。

救命士B

F：では症例を説明してください。

救命士B：本症例は肺炎による敗血症性ショックです。

F：なるほど。その根拠はなんですか？

救命士B：まず、呼吸困難や熱発・痰（膿性?）・咳、右の肺野のラ音（低調性）があります。ショックバイタルですが、末梢血管の拡張が身体全体が温かい。これは循環血液量減少性ショックとは異なります。また下肢挙上の体位交換による影響はほとんど観察されていません。

F：なるほど。呼吸音はどうでしたか？

救命士B：呼吸音は左右差は明らかです。ただ、右肺は低調性のラ音が吸気時にも呼気時にも聴こえます。病変部位は右肺の肺炎ではないかと思います。

F：緊急度、重症度は？

救命士B：現段階では緊急度、重症度は極めて高いと判断します。

F：輸液は必要ですか？

救命士B：今は必要ないと思います。体位を変えても（下肢を挙上しても）特に血圧は上がっていません。

F：ありがとうございました。

診断

大項目：呼吸器疾患
中項目：肺炎
小項目：敗血症性ショック

考察

■本症例の目標
　敗血症性ショック・肺炎を疑うべき身体所見を知っておく。

　臨床症状としては、
・炎症所見（発熱）
・呼吸器感染（痰、呼吸音）
・ショックバイタル
・末梢血管拡張
が挙げられる。
　本症例は高熱、咳、痰の症状（膿性、血が混じる）から呼吸器感染症が疑われる。呼吸音からは『ブツブツ』という水泡の弾けるような音が右の肺野から聴診され、これらより肺炎が考えられる。肺炎は原因であり、救命士が報告しなければならないのは病態である。バイタルサインはショックであることは明らかである。発熱、さらに全身の末梢血管が拡張して、これらより敗血症性ショックに移行していると考えられる。

指導のポイント

①敗血症性ショックの病態が把握できるか？
②肺炎を診断できるか？
である。

　現在、救命士には心肺停止前の輸液が許可されている。しかし、循環血液量減少性ショックが主であり、心原性ショックは輸液対象にならない。ショックの鑑別が極めて重要になってくる。この症例は敗血症性ショックであることを救命士が理解しているかを確認する。ショックバイタルであるが、循環血液量は減少していないかどうか、どのように観察するかなどを聞き出していく。循環血液量の判断には体位変換の効果や外頸静脈の張りなどが参考になる。本症例は下肢を挙上してもほとんど血圧に変動はない。また、外頸静脈をどう評価するのか判断するなどをディスカッションする。
　肺炎の診断は容易であろう。肺炎の診断には以下の要点がある。

［問診］
　高熱、咳、痰の症状（膿性、血が混じる、鉄サビ色）、咳き込むときの胸痛？
［打診］
　正常肺胞は、空気が入っているので、乾いた音しかしないが、肺炎の病巣肺胞内に炎症性滲出液が存在するために、『ドスッドスッ』、『ゴンゴン』といったような鈍い音がする。
［聴診］
　肺胞に炎症があると空気自体がないために呼吸音が聴こえなかったり、『ブツブツ』という水泡の弾けるような音が聴こえる。
［痰の性状］
　診断に役に立つこともある（表参照）。

表　痰の色や性状による観察ポイント

黄色	ウイルス性感冒の治癒過程、気管支喘息、黄色ブドウ球菌感染
黄色〜緑色の膿性	細菌性下気道感染
鉄錆色[1]	肺炎球菌感染
オレンジ色[2,3]	クレブシエラ肺炎、ニューモシスティス肺炎、レジオネラ肺炎
茶色	血痰、喫煙後、粘液栓
鮮赤色[4,5]	血痰
黒赤色	肺がん
ピンク色[6]	泡沫状、肺水腫、心不全

参考文献
1) Heffron R：Symptoms of lobar pneumonia in Pneumonia with special reference to pneumococcus lobar pneumonia. p501, Harvard University Press, Cambridge, Massachusetts, 1939.
2) Wen-Chien Ko, et al：Community-Acquired Klebsiella pneumoniae Bacteremia；Global Differences in Clinical Patterns. Emerg Infect Dis February 8(2)：160-166, 2002.
3) Fujita J, et al: Mechanism of formation of the orange-colored sputum in pneumonia caused by Legionella pneumophila. Intern Med 46(23)：1931-1934, 2007.
4) Conlan AA：Massive hemoptysis；Review of 123 cases. J Thorac Cardiovasc Surg 85(1)：120-124, 1983.
5) Johnston H, et al：Changing spectrum of hemoptysis；Underlying causes in 148 patients undergoing diagnostic flexible fiberoptic bronchoscopy. Arch Intern Med 149(7)：1666-1668, 1989.
6) Luisada AA, et al：Acute pulmonary edema；pathology, physiology and clinical management. Circulation 13(1)：113-135, 1956.

症例 19
Facilitator Training for POT (FTP)
難易度 B

■傷病者情報

覚　知	午後1時40分
傷病者	45歳　男性
主　訴	意識障害・胸痛
通報者	新宿駅職員
現　場	新宿駅構内

駅構内からの救急要請。特急列車から降車直後のホームで突然座り込んでいる人がいるとのこと。傷病者の既往歴、現病歴は特になし。傷病者は出張で長野県松本からJRを利用してきていたらしい。

Q：本症例の疾患は何？

傷病者の外見・身体所見

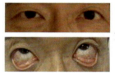
対光反射：正常

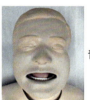
青ざめている

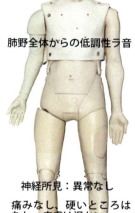
肺野全体からの低調性ラ音
神経所見：異常なし
痛みなし、硬いところはなし、皮膚は温かい

起坐位

[体位による変動]

	血圧	心拍数	SpO₂
仰臥位	80/50	120	92
下肢挙上	90/60	130	92
起坐位	70/40	110	92

胸　部：苦しそうに息をしている
心　音：頻脈（正常かどうか？）
呼吸音：24回/分　搬送中に血痰を何回か吐いていた

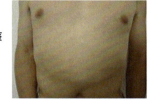

リフィリングタイム：3秒
体温：37.1℃

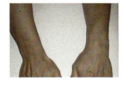
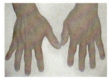

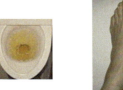
正常時

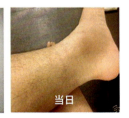
当日

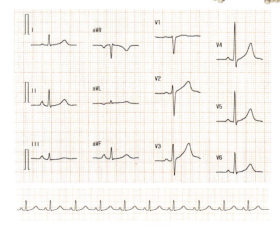
12誘導心電図

鑑別のポイント

特急列車から降車直後のホームで突然座り込んでいる人がいるとのこと。傷病者の既往歴、現病歴は特になし。

[体位による変動]

	血圧	心拍数	SpO2
仰臥位	80/50	120	92
下肢挙上	90/60	130	92
起坐位	70/40	110	92

ショックバイタル

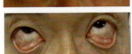
対光反射：正常
貧血（－）
黄疸（－）

肺野全体からの低調性ラ音

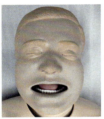
青ざめている
チアノーゼ

胸　部：苦しそうに息をしている
外表面は問題ない
心　音：頻脈（正常かどうか？）
呼吸音：24回/分　搬送中に血痰を何回か吐いていた

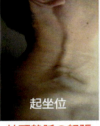
起坐位
外頸静脈の怒張

尿：所見なし

神経所見：異常なし
痛みなし、硬いところはなし、
皮膚は温かい

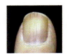
リフィリングタイム：3秒
体温：37.1℃

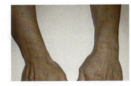
チアノーゼ

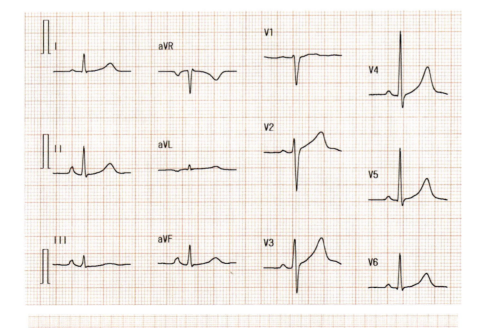

12誘導心電図　特になし。正常

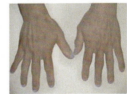
正常時

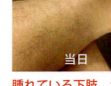
当日
腫れている下肢。浮腫？

講義の進め方

[ホワイトボード 救命士A]
心筋梗塞??
胸痛

[ホワイトボード 救命士B]
閉塞性ショック(肺梗塞、肺血栓塞栓症)
呼吸困難・発熱(少し低いが)・痰(血性)・咳
肺野全体のラ音(低調性)

閉塞性ショック
　→ショックバイタル
　　外頸静脈の怒張

下肢に血栓があるかも知れない(浮腫?)

救命士A

F：では症例を説明してください。

救命士A：本症例は急性心筋梗塞です。観察される所見は突然の胸痛です。

F：なるほど。根拠はほかにないですか？

救命士A：ほかは外頸静脈の怒張があります。心電図は正常なので少し迷います。

F：右心不全を起こしていると？

救命士A：そうですね。

F：呼吸音はどんな感じですか？

救命士A：はっきりといえないんですが。正常ではないです。

F：呼吸音の性状を説明するのはなかなか難しいですね。下肢の所見は？

救命士A：少しむくんでいるような。

F：なるほど。バイタルは？

救命士A：ショックです。

F：どんな種類のショックですか？

救命士A：心原性ショックでしょうか。

F：では輸液はダメですね。

救命士A：はい。

F：ありがとうございました。

救命士B

F：では症例を説明してください。

救命士B：本症例は肺炎による閉塞性ショック(肺梗塞、肺血栓塞栓症)です。

F：なるほど。その根拠はなんですか？

救命士B：呼吸困難・発熱(少し低いが)・痰(血性)・咳です。ほかに肺野全体のラ音(低調性)があります。閉塞性ショックと診断したのはショックバイタル、外頸静脈の怒張、下肢に血栓があるかも知れない(浮腫?)と想像しました。

F：なるほど。呼吸音はどうでしたか？

救命士B：呼吸音は全体的に低調性のラ音がしました。ただ、肺水腫まではいっていないような感じです。

F：心筋梗塞は？

救命士B：心電図所見には現れていませんので、否定的ではないかと考えます。

F：緊急度、重症度は？

救命士B：現段階では緊急度、重症度は極めて高いと判断します。

F：ありがとうございました。

診断

大項目：呼吸器疾患
中項目：肺循環不全
小項目：肺血栓塞栓症

考察

■本症例の目標
　肺血栓塞栓症を疑うべき理学的所見を知っておく。

　臨床症状としては、
・突然の呼吸困難、胸痛、咳嗽
・エピソードからも有益な情報が得られる：特急列車から降車直後のホームで突然座り込でいる人がいる
・傷病者の既往歴、現病歴は特になし
・傷病者は出張で長時間 JR を利用してきていたらしい
が挙げられる。

　急性肺血栓塞栓症とは静脈、心臓内で形成された血栓が遊離して、急激に肺血管を閉塞することによって生じる疾患である。塞栓源の約 90% 以上は、下肢あるいは骨盤内静脈である。血栓の大きさ、傷病者の有する心肺予備能、肺梗塞の有無などにより発現する臨床症状の程度は異なる。無症状から突然死をきたすものまでさまざまであり、そうした臨床像の多彩さやもともとの基礎疾患による症状所見により見過ごされる危険性が指摘されており、搬送中の観察に注意を要する。
自覚症状としては、
・本症に特異的なものはない (下図参考)
・労作時の息切れは必発
・胸痛、乾性咳嗽、失神
・特に肺出血や肺梗塞を合併すると血痰や発熱をきたすこともある
・肺高血圧の合併により右心不全症状をきたすと、腹部膨満感や体重増加、下腿浮腫などがみられる。

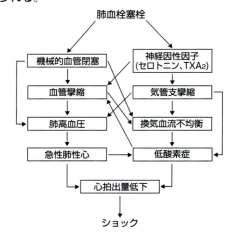

■身体所見
　低酸素血症の進行に伴いチアノーゼおよび過呼吸、頻脈、外頸静脈の怒張がみられる。

　下肢の深部静脈血栓症を合併する症例では、下肢の腫脹や疼痛が認められる。また、右心不全症状を合併すると肝腫大および季肋部の圧痛、下腿浮腫なども認められる[1]。

《急性肺血栓塞栓症 (初期症状)》

呼吸困難	73%
胸痛	53%
不安感	31%
冷汗	31%
失神	27%
動悸	26%
発熱	15%
咳嗽	13%
血痰	6%

(文献 2) による)

指導のポイント

①肺血栓塞栓症が把握できるか？
②閉塞性ショックを鑑別できるか？
である。

　肺血栓塞栓症について救命士国家試験ではよく、「飛行場で急な意識障害」や「胸痛で発症」といったキーワードで始まることが多い。そういう知識があれば、本症例が肺血栓塞栓症であることは容易に想像できるであろう。しかし、確定的な所見がなく、既往などもはっきりしない場合は想定できないかも知れない。ファシリテーターは肺血栓塞栓症である根拠をしっかりと聞き出し、なぜこの結論になったのかなどを考察する。
　また、この症例は閉塞性ショックである。緊張性気胸など閉塞性ショックを呈する疾患はいくつかある。その中で、なぜ肺血栓塞栓症と診断したのかを聞き出すようにする。
　この場合は胸部の聴診所見などが有力な所見である。このことを救命士とディスカッションするようにする。
　場合によっては急性心筋梗塞と勘違いする場合もある。そのときは、急性心筋梗塞の場合は心電図変化がどうなるのかなどの違いを理解させるように心がける。
　議論の合間にエコノミー症候群を提示して、印象づけることもこの症例の理解の一助になる。

■エコノミークラス症候群とは
　エコノミークラス症候群は、航空機利用に伴って生じた静脈血栓塞栓症を指す名称である。長時間の同一姿勢や機内の低湿度、脱水傾向などが原因として考えられている。日本における発症頻度は 1999 年で 100 万人あたり 0.18 人と極めて稀であった。航空機に限らず長時間の移動の場合には、自動車、列車、船舶などでも起こりうることより、本来は旅行者血栓症 (traveller's thrombosis) と呼ぶのが適当である[2]。

参考文献
1) 循環器病の診断と治療に関するガイドライン (2008 年度合同研究班報告)：肺血栓塞栓症および深部静脈血栓症の診断, 治療, 予防に関するガイドライン (2009 年改訂版).
2) 急性肺血栓塞栓症；初期症状. JASPER (肺血栓塞栓症研究会) 2000.

POTファシリテーター養成マニュアル
ISBN978-4-907095-28-4　C3047

平成27年12月1日　第1版発　行
令和2年10月1日　第1版第3刷
令和4年9月1日　第1版第4刷

著　者	南　　浩　一　郎
発行者	山　本　美　惠　子
印刷所	株式会社　真　興　社
発行所	株式会社　ぱーそん書房

〒101-0062　東京都千代田区神田駿河台2丁目4番4号
明治書房ビル5階
電話(03)5283-7009(代表)/Fax (03)5283-7010

Printed in Japan　　　　　　　　　　　　© MINAMI Kouichiro, 2015

- 本書の複製権・翻訳権・上映権・譲渡権・公衆送信権（送信可能化権を含む）は株式会社ぱーそん書房が保有します．
- [JCOPY] ＜出版者著作権管理機構　委託出版物＞
- 本書の無断複写は著作権法上での例外を除き禁じられています．複写される場合には，その都度事前に出版者著作権管理機構（電話03-5244-5088, FAX 03-5244-5089, e-mail : info@jcopy.or.jp）の許諾を得てください．

好評書!!
傷病者観察のトレーニングに最適!!

続 POTファシリテーター養成マニュアル

著 南 浩一郎　救急振興財団救急救命東京研修所 教授

- 救急振興財団救急救命東京研修所の南先生らが中心となって進めている POT講義のファシリテーター養成マニュアル。
- 講義の進行役として参加者の意見交換を促し、相互理解が得られるための指南書として、具体的にわかりやすく解説している。

[目次]
- 症例20　出血性ショック
- 症例21　敗血症性ショック
- 症例22　敗血症性ショック
- 症例23　高血糖1. 糖尿病性ケトアシドーシス
- 症例24　高血糖2. 非ケトン性高浸透圧性昏睡
- 症例25　低血糖発作
- 症例26　甲状腺機能亢進症（甲状腺クリーゼ）
- 症例27　副腎皮質機能低下症（急性副腎不全）
- 症例28　敗血症性ショック
- 症例29　腎性心不全、心不全、肺水腫
- 症例30　透析患者、肺水腫、腎性高カリウム血症
- 症例31　急性腎不全
- 症例32　頻拍性不整脈
- 症例33　徐脈性不整脈
- 症例34　致死性不整脈（Brugada症候群）
- 症例35　偶発性低体温症
- 症例36　熱中症
- 症例37　アナフィラキシーショック
- 症例38　神経原性ショック（脊髄損傷）
- 症例39　溺水

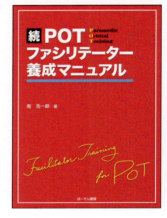

定価：本体 3,500円＋税　A4判・98頁・ISBN978-4-907095-34-5

Vol.3 POTファシリテーター養成マニュアル

- POT講義のファシリテーター養成マニュアルの第3弾。
- 医師国家試験に出題されている症例を多く用いながら、臨床能力や病態推論能力を身につけるためのケーススタディをわかりやすく解説している。

[目次]
- 症例1　急性心筋梗塞（左冠状動脈）、プレショック、関連痛
- 症例2　心原性ショック、心筋梗塞（右冠状動脈）
- 症例3　僧帽弁閉鎖不全症による心原性ショック
- 症例4　感染性髄膜炎
- 症例5　軽いくも膜下出血からの脳血管攣縮
- 症例6　脳梗塞（心原性脳塞栓症）
- 症例7　アスピリン喘息
- 症例8　緊張性気胸
- 症例9　敗血栓塞栓症
- 症例10　肝硬変、食道静脈瘤からの出血
- 症例11　急性膵炎による敗血症性ショック
- 症例12　糖尿病ケトアシドーシス
- 症例13　高浸透圧高血糖症候群（非ケトン性高浸透圧性糖尿病昏睡）
- 症例14　低血糖
- 症例15　周期性四肢麻痺（甲状腺機能亢進症、バセドウ病）
- 症例16　急性腎障害
- 症例17　腸管出血性大腸菌感染症
- 症例18　WPW症候群による頻拍性不整脈
- 症例19　アナフィラキシーショック

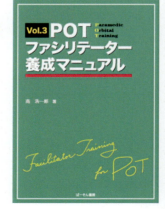

定価：本体 3,200円＋税　A4判・80頁・ISBN978-4-907095-45-1

好評書!!

救急現場の目線で捉えた精神科救急テキストがついに刊行!!
病院前 精神科救急 55事例から学ぶ対応テキスト
著 市村 篤 東海大学医学部救命救急医学講師

- 救急隊員が現場で苦慮するのが精神科救急対応である。
- 精神症状を訴える傷病者への対応を55の豊富な事例で提示。
- 救急隊員ならいずれ必ず遭遇するであろう事態に備えて、精読したい必携書!!

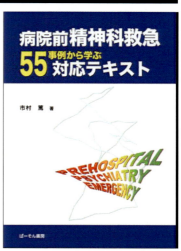

[目次]
第Ⅰ章 総論
1. 精神障害と精神病の定義/2. 精神障害の分類と治療/3. 精神障害の観察と判断/4. 重症度・緊急度の判断/5. 精神疾患と身体疾患の意識障害について/6. 精神科救急傷病者対応時の一般的留意点/7. 精神科救急について/8. 精神科救急に関連する法律/9. 精神保健福祉法について/10. 精神保健福祉法による入院形態/11. 救急搬送の一連の流れ/12. 病院選定の原則/13. 精神科救急の現状/14. 精神科救急の運営について/15. 傷病者への具体的対応法/16. 家族への対応/17. 搬送先(身体科)医師への対応/18. 搬送先(精神科)医師への対応/19. MC(メディカルコントロール)医師への相談/20. 警察官への対応/21. 一般市民に対する啓発

第Ⅱ章 各論
1 気分障害(双極性障害、単極性障害)/2 中毒性精神病/3 統合失調症/4 認知症/5 身体表現性障害/6 解離性(転換性)障害/7 器質性精神病/8 症状精神病/9 神経症性障害/10 パニック障害/11 急性ストレス障害/12 心的外傷後ストレス障害/13 適応障害/14 精神遅滞/15 発達障害(自閉症スペクトラム障害)/16 ADHD(注意欠如・多動性障害)/17 パーソナリティ障害/18 てんかん性精神病/19 自殺企図/20 リストカット/21 せん妄状態/22 興奮状態/23 昏迷状態/24 不眠/25 不安/26 パニック発作 27 過換気発作 28 解離(転換)症状 29 酩酊状態 30 幻覚・妄想状態 31 うつ状態 32 躁状態/33 診療拒否 34 不搬送事例

定価:本体 2,500 円+税　A4判・134頁　ISBN978-4-907095-30-7

母体搬送に必要なエキスが満載! 母体急変対応の基礎が学べる必携書!!
病院前 周産期救急 実践テキスト
著 高橋文成 永井産科婦人科産婦人科医師

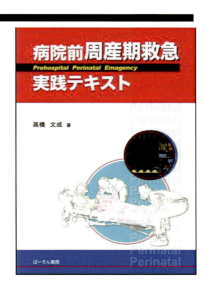

　昨今、分娩を取り巻く環境は大きく変化しています。高齢出産によるハイリスクな分娩、未受診での分娩、家族のアシストのない分娩などが増え社会的問題になっています。搬送においても受け入れ施設の選定を含め手間取る場面が多くなり、救急隊員の皆さんの苦労も増えていると予測しています。「病院前周産期救急実践テキスト」はそのような皆さんの苦労を少しでも和らげるための最適なテキストだと思います。
　まず図や写真が多く、それもリアルでわかりやすい。また解説も非常に簡潔で要点を的確に表現しています。周産期医療のスタッフにとっても貴重な内容です。さまざまな場面を設定して、各場面で母体および新生児の危険を少しでも減じて搬送するためのエキスが満載です。産科の経験と救急医療の現場の両者を経験してきた高橋文成先生でないと描写できない内容です。
　是非このテキストを学び、われわれの活動を助けてください。—推薦文より抜粋—

[目次]
Ⅰ・総論　1. はじめに/2. 女性のからだ/3. 月経とは/4. 妊娠/5. 高齢妊娠について/6. 分娩に関して/7. 母体搬送に関して
Ⅱ・周産期救急　1. 搬送時の母体急変のサインとは/2. バイタルサインのおさらい/3. 妊婦の急変対応(病院内では)/4. 急変対応の心肺蘇生/5. 死戦期帝王切開
Ⅲ・ケーススタディ　1. 妊娠初期に出血をきたしたケース/2. 切迫早産治療中患者が子宮収縮抑制不能となったケース/3. 正常分娩後に出血が増加し、全身状態悪化のため母体搬送となったケース/4. 胎盤娩出直後に腹痛激痛および大量出血を引き起こしたケース/5. 未受診妊婦が自宅で性器出血をきたし搬送となったケース/6. 常位胎盤早期剥離のケース/7. けいれんと意識障害を起こした妊婦/8. 破水妊婦が分娩進行とともに呼吸苦を訴えたケース/9. 精神疾患合併妊娠について/10. 車内分娩のケース

定価:本体 2,000 円+税　A4判・82頁　ISBN978-4-907095-29-1